口腔住院医师专科技术图解丛书

总主编 樊明文 葛立宏 葛林虎

镍钛根管预备和热牙胶根管充填技术图解

主 编 江千舟 杨雪超

编 委（以姓氏笔画为序）

王伟东（广州医科大学口腔医学院） 杨雪超（广州医科大学口腔医学院）

孔媛媛（广州医科大学口腔医学院） 吴青松（广州医科大学口腔医学院）

甘友华（广州医科大学口腔医学院） 何丰鹏（广州医科大学口腔医学院）

闫 亮（广州医科大学口腔医学院） 陈 勰（广州医科大学口腔医学院）

江千舟（广州医科大学口腔医学院） 张晓蓉（广州医科大学口腔医学院）

孙菁菁（广州医科大学口腔医学院） 潘婧婧（广州医科大学口腔医学院）

杨 群（广州医科大学口腔医学院）

绘 图 李素洁（广州医科大学口腔医学院）

人民卫生出版社

图书在版编目（CIP）数据

镍钛根管预备和热牙胶根管充填技术图解 / 江千舟，杨雪超主编 . —北京：人民卫生出版社，2016
（口腔住院医师专科技术图解丛书）
ISBN 978-7-117-22084-2

Ⅰ. ①镍… Ⅱ. ①江…②杨… Ⅲ. ①根管充填 - 图解
Ⅳ. ①R781.05-64

中国版本图书馆 CIP 数据核字（2016）第 021642 号

| 人卫社官网 | www.pmph.com | 出版物查询，在线购书 |
| 人卫医学网 | www.ipmph.com | 医学考试辅导，医学数据库服务，医学教育资源，大众健康资讯 |

口腔住院医师专科技术图解丛书

镍钛根管预备和热牙胶根管充填技术图解

主　　编：江千舟　杨雪超
出版发行：人民卫生出版社（中继线 010-59780011）
地　　址：北京市朝阳区潘家园南里 19 号
邮　　编：100021
E - mail：pmph @ pmph.com
购书热线：010-59787592　010-59787584　010-65264830
印　　刷：北京汇林印务有限公司
经　　销：新华书店
开　　本：787×1092　1/16　　印张：7
字　　数：165 千字
版　　次：2016 年 2 月第 1 版　2021 年 8 月第 1 版第 7 次印刷
标准书号：ISBN 978-7-117-22084-2/R·22085
定　　价：52.00 元
打击盗版举报电话：010-59787491　E-mail：WQ @ pmph.com
（凡属印装质量问题请与本社市场营销中心联系退换）

口腔住院医师专科技术图解丛书

总 主 编 樊明文（武汉大学口腔医学院）

葛立宏（北京大学口腔医学院）

葛林虎（广州医科大学口腔医学院）

各分册主编（以姓氏笔画为序）

王丽萍（广州医科大学口腔医学院）

朴正国（广州医科大学口腔医学院）

江千舟（广州医科大学口腔医学院）

李成章（武汉大学口腔医学院）

杨雪超（广州医科大学口腔医学院）

张清彬（广州医科大学口腔医学院）

陈建明（广州医科大学口腔医学院）

周　刚（武汉大学口腔医学院）

郭吕华（广州医科大学口腔医学院）

曾素娟（广州医科大学口腔医学院）

张　倩（广州医科大学口腔医学院）

丛书总主编简介

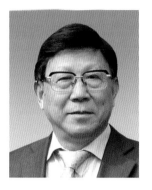

樊明文

武汉大学口腔医学院名誉院长、教授、博导。2013 年被台湾中山医学大学授予名誉博士学位。享受国家级政府特殊津贴;国家级有突出贡献专家;国家级教学名师,"中国医师奖"获得者。兼任中华口腔医学会名誉会长、全国高等学校口腔医学专业教材评审委员会顾问、《口腔医学研究杂志》主编等职务。

多年来主要从事龋病、牙髓病的基础和临床研究。共发表论文 200 余篇,其中 SCI 收录第一作者或通讯作者论文 70 篇。2009 年获国家科技进步二等奖;主持国家、省、市级科研项目 15 项,主编专著近 20 部。培养博士 63 名,硕士 90 名,其中指导的两篇博士研究生论文获 2005 年度全国优秀博士学位论文及 2007 年度湖北省优秀博士论文。

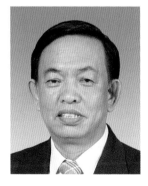

葛立宏

北京大学口腔医学院主任医师、教授、博士研究生导师。中华口腔医学会儿童口腔医学专业委员会前任主任委员,中华口腔医学会镇静镇痛专家组组长,北京市健康教育协会口腔医学专业委员会主任委员,国际儿童牙科学会(IAPD)理事,亚洲儿童口腔医学会(PDAA)理事,亚洲牙齿外伤学会(AADT)副会长。《国际儿童牙科杂志》(JIPD)编委,《美国牙医学会杂志》(中文版)等 5 本中文杂志编委。国际牙医学院院士,香港牙科学院荣誉院士。

国家级精品课程负责人(儿童口腔医学),国家级临床重点专科"儿童口腔医学"学科带头人,全国统编教材《儿童口腔医学》第 4 版主编,第 2 版北京大学长学制教材《儿童口腔医学》主编,北京大学医学部教学名师。近年来在国内外杂志发表学术论文 82 篇,主编主译著作 7 部、参编著作 8 部,主持国家自然科学基金等科研项目 13 项。指导培养已毕业博士 27 名,硕士 14 名。

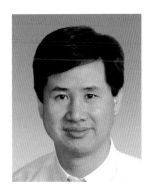

葛林虎

现任广州医科大学附属口腔医院院长。教授，主任医师，博士，硕士研究生导师。兼任广州市 3D 打印技术产业联盟副理事长、广东省保健协会口腔保健专业委员会第一届名誉主任委员、广东省口腔医师协会第一届理事会副会长、中华医院管理协会理事会理事，广东省口腔医学会第三届理事会理事、广东省医院协会口腔医疗管理分会副主任委员。担任《口腔医学研究》副主编，《中国现代医学杂志》、《中国内镜杂志》、《中国医学工程杂志》副主编；曾获得恩德思医学科学"心胸血管外科专业杰出成就奖"和"内镜微创名医奖"。

丛书总序

广州医科大学口腔医学院是一所年轻的院校。自创办至今,不足十个年头。10年时间,仅仅是人类历史长河中的一瞬,但作为一所新兴院校,却走过了一段艰难的历程。

办院伊始,一群年轻的学者和有识之士,聚集在当时广州医学院口腔医院的大旗下,排除万难,艰苦创业。随后一批批院校毕业生怀着创业的梦想,奔赴广州。此时他们深深感到,要培养出合格的人才,必须要有一批好教师,而要做一名好教师,首先应该做一个好医生。此时他们迫切感受到需要有一套既具体又实用的临床指导丛书,以帮助年轻医生提高临床专业水平。只有让他们首先完善了自我,才能更好地培训下一代青年。

在这种情况下,由院长葛林虎教授倡议,集中该校的精英力量,并学习足球俱乐部经验,适当聘请一些外援,编写一整套临床专业指导丛书,以指导青年医师学习,同时也可供高年级学生和临床研究生参考。

为了编好这套丛书,武汉大学樊明文教授、北京大学葛立宏教授和广州医科大学葛林虎教授共同精心策划,确定了编写一套"口腔住院医师专科技术图解丛书",其内容涉及牙体牙髓科、口腔修复科、口腔外科门诊、口腔黏膜科、牙周科、儿童口腔科、种植科、正畸科等各专业共11本。

全套书的编写要求以实体拍摄照片为主,制图为辅。力争做到每个临床操作步骤清晰,层次清楚,适当给予文字说明,让其具有可读性、可操作性,使读者容易上手。

为了保证图书质量,特邀请武汉大学牙周科李成章教授、黏膜科周刚教授客串编写了丛书中的两本,图文并茂,写作严谨,易懂易学。整套丛书在写作过程中得到了国内外许多同行的支持和帮助。

为了进一步提高图书的质量,以便再版时更正和补充,我们诚恳地希望各位读者、专家提出宝贵意见。

书成之日,再次感谢参加编写该系列丛书的专家和同仁,希望这套丛书对提高大家的临床技术能起到一些辅助作用。

樊明文　葛立宏　葛林虎

2016 年 1 月

前　言

　　镍钛根管预备和热牙胶根管允填技术的出现,将我们口腔医师从繁重疲劳的手工劳作中大大地解放出来。近年来,我们在临床中大量使用了镍钛锉,在不断尝试、摸索中了解各种锉的特点、积累使用方法和技巧。通过结合文献阅读、临床训练,几年来有了一些自己的心得和体会。在与同行的交流中,我们也发现许多临床医师没有条件及机会系统地学习这两项技术、了解各类锉的特点,即产生把这些技术总结一下的想法,以便供更多的口腔临床医师参考应用。当人民卫生出版社把广大读者的要求向我们提出时,我们便有了更加成熟的想法。于是决定将这些年我们临床应用这两项技术的心得、体会及经验教训编辑成册,推荐给正在临床一线工作的口腔同行们。

　　本书编写队伍是由年轻的临床医师组成的,我们同其中的几位医师有着多年的临床带教经验,做为主执笔。还有部分医师参与配图和文献查阅,他们刚刚经过住院医师规范化培训,是对此深有体会的年轻医师。大家在编写中常从不同的角度出发讨论、分析目前口腔临床医师在做这两项技术时的需求和困惑,希望本书的出版能对正在或即将使用这些技术的医师有所帮助。

　　本书介绍了目前常用的各种镍钛根管系统的特点,并对镍钛根管预备的临床操作程序和注意事项做了详尽的阐述。临床中大部分的技术关键点及易出现的问题都采用了图例的方式加以说明。另外,还采用图片说明的方式详细阐述了根管充填技术的操作步骤及流程,便于口腔临床医师理解与掌握。

　　为了进一步提高本书的质量,以供再版时修改,诚恳地希望各位读者、专家提出宝贵意见。

　　最后要感谢我们的导师樊明文教授一直给予的指导和支持,感谢我们的研究生及工作团队每位人员所付出的辛勤劳动,希望我们的付出能为大家提供一点点的帮助。

江千舟　杨雪超

2016 年 1 月于广州

目　录

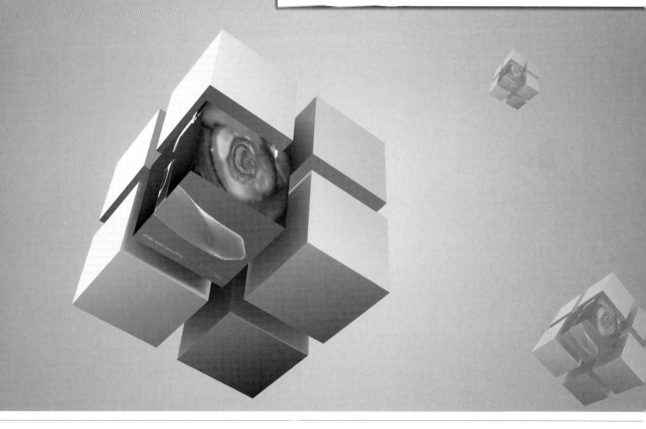

第一篇　镜钛根管
预备技术

第一章

镍钛根管器械的发展简介

一、根管预备器械的发展阶段

随着材料学的发展,根管治疗器械不断更新;随着根管治疗理念的不断革新,根管预备方法随之不断改进。根管预备器械的发展大致经历了三个阶段:

第一阶段:20 世纪 60 年代以前,器械由钨钢制成,此种材料不稳定,容易受消毒液的侵蚀,易变性、折断。

第二阶段:20 世纪 60~80 年代,此阶段的根管预备器械以不锈钢为主,并逐步代替了钨钢材料。1976 年,美国国家标准学会(American National Standards Institute, ANSI)、美国牙科协会(American Dental Association, ADA)接受由 Ingle 和 Levine 于 1958 年提出的根管治疗器械标准化的设计,并于 1981 年将不锈钢锉器械标准统一(ISO:锥度为 0.02,工作刃为 16mm,器械长度分别为 21mm、25mm、28mm、31mm)。

第三阶段:20 世纪 80 年代末期至今,镍钛根管预备器械出现并得到推广应用。因其具备记忆弹性、抗弯曲性、不易变形和折断、切削力大等被广泛应用到根管预备过程中。

二、镍钛根管预备器械的发展简史

在口腔医学领域中,镍钛合金最早应用于正畸治疗。1988 年,Walial 和他的同事将正畸镍钛合金丝制成 15# 镍钛根管锉(下简称镍钛锉)。镍钛锉与不锈钢锉相比,柔韧性及抗折性能提高了 2~3 倍。1992 年,镍钛器械正式开始生产并在牙学院中使用。随着镍钛技术的发展和成熟,不同设计理念、不同加工工艺的镍钛锉相继问世,如今机用镍钛器械正逐步替代手用不锈钢器械及手用镍钛器械,成为根管预备的主要器械。它的使用为根管治疗质量的提高奠定了基础,也为口腔临床工作者提供了便利。美国牙体牙髓病协会(American Association of Endodontics, AAE)的调查研究表明,绝大多数的牙髓科医师认为镍钛器械会持续存在并将成为根管治疗的基本器械。

三、镍钛根管器械的材料组成及改性

镍钛合金的组成成分为 56%~60% 的镍和 40%~45% 的钛。与不锈钢相比,镍钛合金具有超弹性(又称伪弹性),即可显著变形,只要不超过其弹性极限,变形后可自动恢复原有形状。在常

温下,加载应力后,镍钛合金发生奥氏体向马氏体的转换,当应力去除后发生马氏体向奥氏体的逆向转换,故镍钛合金可以承受 8% 的形变而完全复原。由于马氏体的硬度和屈服强度明显小于奥氏体,因此与不锈钢器械相比,镍钛器械在反复弯曲时更易产生裂纹从而发生分离。

近年来,为了提升镍钛合金的性能,对镍钛金属进行了大量的改性研究。如对器械表面进行处理,制备涂层,可以抑制有害镍离子的溶出,并提高镍钛合金的抗腐蚀性和生物相容性。目前,对镍钛合金表面涂层的研究已经成为生物材料研究最为活跃的领域之一。表面改性包括气相沉积、离子植入、电化学抛光、激光表面处理等。前两种方法,主要是增加镍钛金属表面氮离子的比例,改善器械的表面形状,提高器械的抗磨损性能;电化学处理可去除器械制造过程中的一些微裂隙;抛光处理可以加强器械抗折性能。

热处理也常用于金属改性。研究表明采用热处理研制出的 R 相镍钛器械(如 K3XF、TF 等)、M-wire(如 WaveOne、ProtaperNext 等)等材料比传统镍钛锉有更好的柔韧性和抗疲劳性,而 Hyflex CM 锉还具备预弯特性,即器械弯曲变形后经过高温处理又可恢复到原来记忆形态(图 1-1)。预弯的镍钛器械便于弯曲根管及张口受限等病例的治疗。

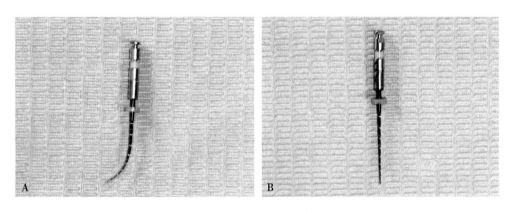

图 1-1　Hyflex CM 锉

A. Hyflex CM 预弯　　B. 热处理后恢复原有形态

随着镍钛锉的推广和应用,为了使临床使用更方便,治疗效果更好,许多临床专家和科研工作者进行了多种锉的设计。镍钛锉的设计主要体现在锉的锥度、截面、切削方式、螺距和尖端等。目前还研制出自适应锉(self-adjusting file,SAF),它能根据根管的形状做自我调节变化以适应根管形态的多样性,增大与根管壁的接触面积,能更好地清理根管。

切削效率更高、成形效果更好、抗折断性能更强是镍钛器械设计的目标。我们将在本书第二章具体介绍不同镍钛锉的设计。

随着镍钛材料的发展和镍钛锉设计的改良,镍钛器械已成为口腔临床医师更为快捷、方便、高效的工具。目前,旋转机用镍钛器械和手用不锈钢器械联合使用已经成为了根管预备方式的主流选择。

(江千舟　潘婧婧)

第二章
镍钛锉的临床选择

不同镍钛锉有各自的设计理念,临床中可以根据它们的特点选择用于不同类型的根管锉进行根管预备。本章将主要从镍钛锉的截面设计、锥度、螺纹等方面具体阐述不同镍钛锉的特点,为广大临床医师提供参考。

第一节　镍钛锉的截面设计

各种镍钛锉的截面设计差别很大,有正三角形、正方形、圆三角形、矩形、还有风车轮状(小S型、大S型)及不规则形等。不同设计的截面对镍钛锉的柔韧性、切削力及抗扭力都会产生不同的影响。

一、镍钛锉的核心

不同截面形状的设计使得镍钛锉的核心大小不等(图2-1)。核心较大的镍钛锉(如K3不规则形截面设计、ProTaper圆三角形截面设计等)抗扭力较强,可以减少因扭力过大导致的器械分离,然而由于核心增大,器械的柔韧性相对较差,器械进入根管适应性降低,在做弯曲根管预备时产生偏移较大;核心较小的镍钛锉(如Mtwo S形设计、ProFile U形设计、RaCe三角形设计等)柔韧性相对较好,能很好地顺应根管的弯曲,然而由于核心小,抗扭力较差,使用时应预防扭力过大产生的器械分离。

二、镍钛锉的切削刃

镍钛锉的切割效率取决于切削刃切割牙本质的角度。镍钛锉切削刃的设计决定了它在旋转中切割牙本质的角度。若器械切削刃的切割角度为正角,它在旋转时可在根管中进行切削运动,效率高,如ProTaper圆三角形、Mtwo的S型刃部的设计为正角设计(图2-2)。若器械刃的切割角度为负角,它在旋转时不做真正的切削运动,而是沿管壁进行"刮"的运动,切削效率低,如ProFile的U型刃设计(图2-3)。

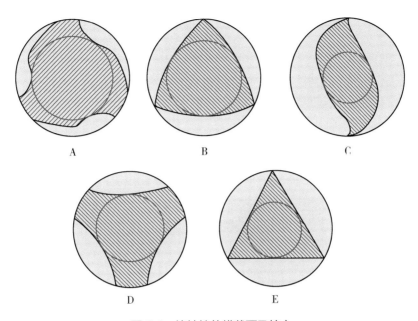

图 2-1　镍钛锉的横截面及核心

A. K3　B. ProTaper　C. Mtwo　D. ProFile　E. RaCe

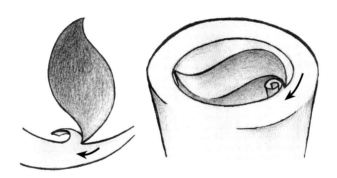

图 2-2　正角切割

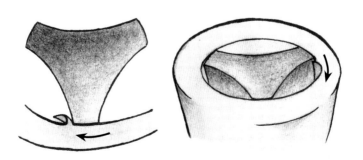

图 2-3　负角切割

三、镍钛锉的切削方式

镍钛锉在旋转中除可进行正角或反角切削外,临床操作过程中还可采用"刷"的动作进行牙本质壁的切削,这种"刷"的动作多用于粗大或不规则形状根管的预备。具体操作为:将旋转的镍钛锉深入根管到达预定长度(深入过程中若是遇到阻力则退出换小一号锉进入),紧贴根管壁,沿顺时针或逆时针方向,向外侧方加压上提,以"刷"的方式切削根管的各个管壁。这种方法可增加不规则形根管或粗大根管的管壁切削面积,有利于根管的彻底清理(图 2-4)。

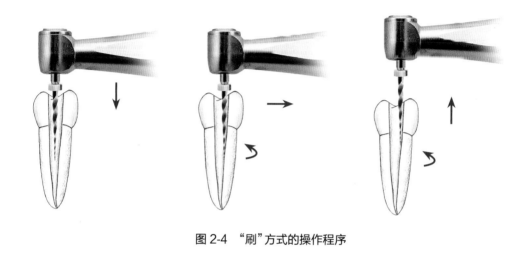

图 2-4 "刷"方式的操作程序

（江千舟　杨　群）

第二节　镍钛锉的锥度、螺纹及尖端设计特点

镍钛锉的锥度、螺纹及尖端设计与镍钛锉切削、清理和成形能力有着紧密的联系。

一、锥度的设计

锥度是指每增加一个单位长度锉直径的变化。锥度越大,每增加一个单位长度锉直径变化就越大。早期镍钛锉的锥度与 ISO 标准器械相同为 0.02,随后设计的锥度逐渐增加,大部分在 0.04~0.08 锥度之间,最大有 0.12 锥度的镍钛锉,如 K3 开口锉等。图 2-5 示大锥度的镍钛锉。

部分镍钛锉采用等锥度设计,即从锉尖到锉柄区的刃部锥度一样,如 Hero、Mtwo 等。

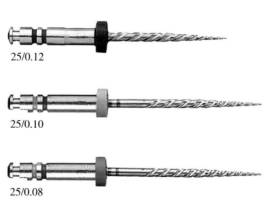

25/0.12

25/0.10

25/0.08

图 2-5 大锥度设计的镍钛锉

也有器械如 ProTaper、BLX 等采用变锥度设计，即锉的尖端锥度同锉中部及锉上部的锥度均不同。使用等锥器械，锥度为 0.04~0.12，可以将根管预备至相应的锥度；使用连续可变锥度器械（如 ProTaper 其刃部锥度连续变化，最多有 12 个锥度设计），可以得到具有连续变锥度的根管（图 2-6）。

与 0.02 锥度 ISO 标准器械相比，大锥度镍钛器械便于扩大根管口，根管预备时冠向敞开，有利于根管的冲洗和充填。

虽然大锥度器械的使用提高了根管治疗的疗效和效率，但锥度过大预备时切削牙体组织过多，会使牙根抗力性降低。在临床进行治疗时，不能过分追求大锥度的机械预备来加强根管的清理效果，应根据每个根管的初始形态，选择相应锥度的器械。近年来，镍钛根管预备的理念也由之前的大锥度小根尖转变为小锥度大根尖预备，即强调在尽量不过度敞开中上段的情况下，加大主尖锉号数，这样可以加强根尖段的预备效果，以提高根管治疗的疗效（图 2-7）。

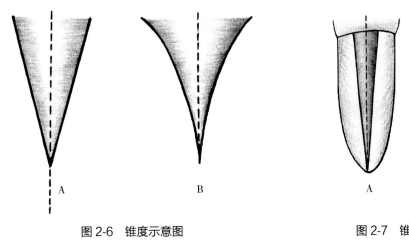

图 2-6　锥度示意图
A. 等锥度示意图　B. 变锥度示意图

图 2-7　锥度与根尖的关系
A. 大锥度，小根尖　B. 小锥度，大根尖

二、螺纹的设计

镍钛锉螺纹角度（helical angle）和螺纹间距（flutes pitch）也是决定镍钛器械性能的主要因素之一。目前，绝大多数器械采用渐进性螺纹角度和渐进性凹槽宽度来提高牙本质碎屑排除的效率（如图 2-8A，螺纹角度 $\angle 2 > \angle 1$，螺纹凹槽宽度 W2>W1）。对根管锉而言，若螺纹从尖端至冠方逐渐变稀疏（如图 2-8A，螺纹间距 L2>L1），则有利于提高牙本质碎屑排出的效率，避免产生"拧入"效应。而等螺纹间距设计的镍钛锉（如图 2-8B，螺纹间距 L1=L2=L3=L4），牙本质碎屑排出的效率会相对较低，较易产生类似螺丝钉的"拧入"效应，使器械嵌入牙本质中。

三、尖端设计

镍钛锉的尖端设计一般有两种，一种是具有切削功能的尖端，可在镍钛再治疗锉中应用，方便取出根管内的充填物。再治疗时，镍钛锉通过器械旋转产热，软化并去除根管内牙胶，器械尖端具有切削能力易于进入根充材料中，渐变的凹槽有利于冠向排出残屑。

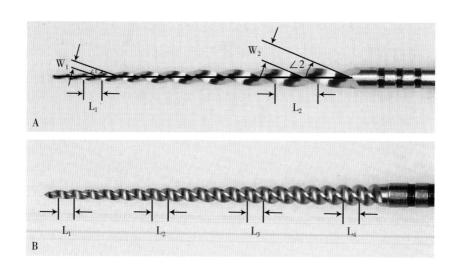

图 2-8　镍钛锉的螺纹设计

A.渐进性的螺纹角度、螺纹间距及螺纹凹槽宽度　B.等螺纹间距

另一种是无切削功能而具导向功能的尖端,这种设计比较常见。无切割尖端设计是为了镍钛锉在根管预备时保持根管的原始形态,避免预备时产生台阶、侧穿、底穿等意外(图 2-9)。

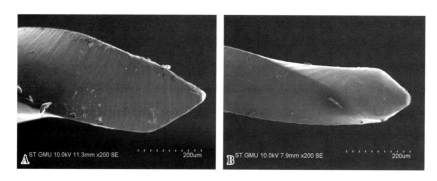

图 2-9　镍钛锉的尖端设计

A.具有切削能力尖端　B.无切削能力尖端

(张晓蓉　杨　群)

第三节　机用镍钛马达的使用方法

机用镍钛马达是一种为机动镍钛根锉提供旋转动力的设备。按照旋转模式可以分为:单一型,即单向连续旋转模式;复合型,包括单向连续旋转模式和往复运动模式。按照马达和手柄连接的方式可分为:分体式,马达机身和手柄通过电源线连接;一体式,即马达手柄直接连接。按照马达旋转启动方式分为脚踏启动和手柄按键启动。

单向连续旋转模式可调节旋转速度和扭矩范围。旋转速度单位是 r/min,一般调节范围为

120~800r/min。新型的马达转速调节范围更广,覆盖100~13 000r/min。扭矩是旋转力和手柄旋转力臂的乘积。由于手柄旋转力臂恒定,马达扭矩的大小反映了旋转力的大小,扭力的单位为Ncm(牛·厘米)或gcm(克·厘米)。应根据不同的根管预备锉的使用要求换算出相应扭矩,避免设定时超出最大扭矩。往复运动模式参数固定不可调节。

机动根管预备马达一般设有常用镍钛系统的操作参数,同时具有"医师选择"功能,使用者可根据个人使用习惯预设转速和扭矩并保存,便于使用时参数的快速切换。

新型马达具有自动反转功能,当根管预备过程中扭矩超出预设最大扭矩,马达启动反转,镍钛锉退出根管,可避免扭力增大造成器械分离。部分马达还整合了根尖定位功能。下面列举几种常用机用镍钛马达加以具体说明。

一、X-SMART

X-SMART体积小、重量轻,携带方便(图2-10)。单向连续旋转模式,九种可调程序备选。带有手机手柄内置开关按钮及脚踏开关。速度范围:120~800r/min;扭矩范围:0.6~5.2Ncm。

二、X-SMART™ Plus

X-SMART™ Plus为多种品牌的镍钛锉系统预设了程序,在同一种品牌程序下又预设每根锉的程序,另外在连续旋转功能基础上增加了往复旋转功能,能更好地适应往复旋转镍钛系统。彩色界面在临床操作中更加直观(图2-11)。速度范围:250~1200r/min;扭矩范围:0.6~4.0Ncm。

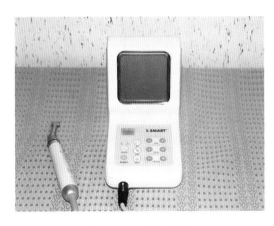

图2-10　X-SMART

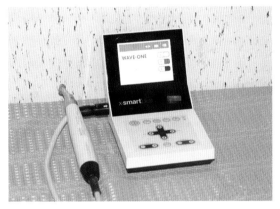

图2-11　X-SMART™ Plus

三、VDW SILVER

VDW SILVER预设了多种镍钛系统程序,另外再提供15组自定义设置,可以灵活地自定义扭矩和转速(图2-12)。速度范围:250~1000r/min;扭矩范围:20~410gcm。

四、VDW.GOLD®Reciproc®

增加了适用于 Reciproc 和 WaveOne 系统的往复运动模式,提前预设了主要镍钛系统的转速和扭矩,并带有 15 组自定义设置。当遇见较复杂的根管解剖形态时 ANA 功能可自动降低扭矩。内置根尖定位仪,可单独进行根尖定位,也可在往复运动或反转模式下使用镍钛锉进行根尖定位,达到根尖可自动停止预备(图 2-13)。速度范围:250~1000r/min;扭矩范围:20~500gcm。

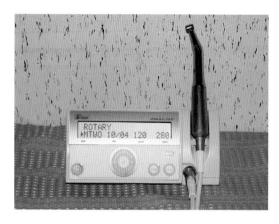

图 2-12 VDW SILVER

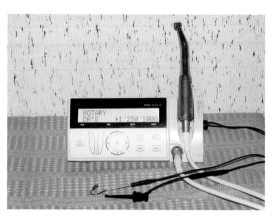

图 2-13 VDW.GOLD®Reciproc®

五、Tri Auto mini

马达手柄和主机为一体化设计,轻巧、小型、携带方便。具有自动转矩减速功能,镍钛锉的负荷增大时自动减低转速(图 2-14)。速度范围:50~1000r/min;扭矩范围:0.2~3.0Ncm。

六、Elements

Elements 一共有 6 种预设模式可供选择,适用于 TF Adaptive、K3/K3XF、TF、LightSpeed、M4 镍钛系统,以及 1 种自定义设置模式(图 2-15)。内设自适应运动技术(adaptive motion technology,AMT),此项专利技术专为 TF Adaptive 自适应镍钛系统的工作而设计,当未遇外力加载时,TF Adaptive 根管器械进行 600°的顺时针旋转和 0°的逆时针旋转;当遇到外力加载时,TF Adaptive 根管器械可进行 370°的顺时针旋转和 50°的逆时针旋转。

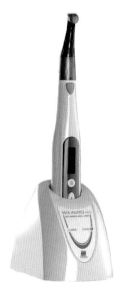

图 2-14 Tri Auto mini

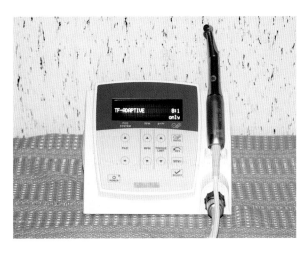

图 2-15 Elements

（陈 翩 甘友华）

第四节 常用不同镍钛系统的特点及操作程序

在临床工作中,医师根据需要可选用不同系统的镍钛锉对不同根管进行预备,本节就目前临床中常用的镍钛系统的特点及操作程序做具体介绍。

一、ProTaper Universal

ProTaper 镍钛系列锉是在一根锉上实现变锥设计的典型,器械的特点包括:三角形横截面,使切割效率较高;螺纹间距及宽度从尖端向柄部逐渐增加,减少器械螺旋嵌入的可能性,增加尖端的抵抗力和排除碎屑的能力;安全尖端设计,减少根尖偏移。不足之处在于器械中上段因横截面积大而柔韧性小。

所有镍钛锉在根管预备过程中,均应配合根管润滑剂使用。更换器械时,及时冲洗,并用初尖锉疏通根管,防止牙本质碎屑阻塞根管。

ProTaper Universal 镍钛系统是 ProTaper 镍钛系统的改良产品,它具有更安全的引导性尖端,横截面也有所改良,与牙本质具有更小的接触面积,切割效率更高。它除了包含三根成形器械 S1、S2、S3 和三根完成器械 F1、F2、F3 外,还具有额外的预备粗大根管的 F4、F5 器械。

ProTaper 与 ProTaper Universal 操作程序大致相同,本书以 ProTaper Universal 为主介绍一下该系列镍钛锉的操作程序。

机用 ProTaper Universal 套装的操作程序(图 2-16):

1. 术前 X 线片观察根管特征,粗略估计工作长度。

2. 手用不锈钢 K 锉 10#、15# 疏通根管中上段,约至根管全长 2/3。

3. S1 预备至根管全长 2/3。

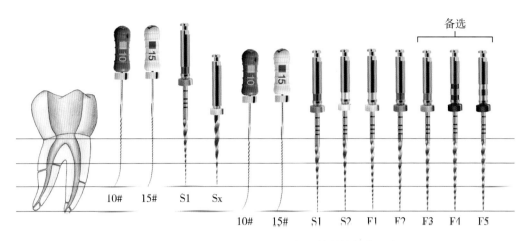

图 2-16　ProTaper Universal 机用镍钛锉操作程序

4. Sx 敞开根管口,预备至根管全长 2/3。

5. 确定工作长度。

6. 手用 K 锉预备根管至 15# 并到达工作长度。

7. 按照 S1、S2、F1、F2 顺序预备,每根锉均预备至工作长度。

8. 如果根管较粗大可预备至 F3、F4 或 F5。

9. 每次更换器械均使用 10# 锉疏通根管并进行根管冲洗,保持根管通畅。

10. 马达转速 250r/min,扭矩 SX、S1:3~4Ncm;S2:1~1.5Ncm;F1:1.5~2Ncm;F2~F5:2~3Ncm。

手用 ProTaper Universal 套装的操作程序(图 2-17):

操作步骤:同机用 ProTaper Universal。

操作要点:将器械按顺时针 30°~60° 旋入根管,之后在加压状态下逆时针旋转 30°~60° 退出根管,不应有提拉动作,重复该过程,逐渐预备至需要的长度。

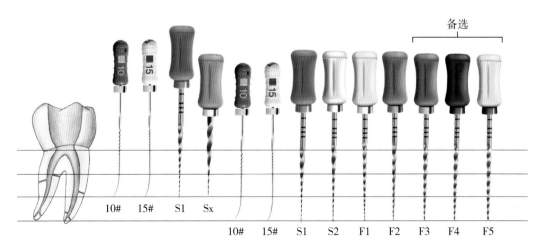

图 2-17　ProTaper Universal 手用镍钛锉操作程序

二、Mtwo

Mtwo 镍钛系列锉为 S 形截面正角等螺设计,柔韧性好,切削效率高,而且采用标准预备法,即单一长度预备,使用简单,适用于细小根管。操作时"吸入"感强,需注意保持提拉力量,防止器械"拧入"。

Mtwo 操作程序(图 2-18):

1. 敞开根管口。

2. 10# 或者 15# 手用 K 锉疏通根管并确定工作长度。

3. 按照 10/0.04、15/0.05、20/0.06、25/0.06 顺序进行根管预备,每根器械均达到根管工作长度。

4. 马达转速 280~300r/min,扭矩 10/0.04:120gcm;15/0.05:130gcm;20/0.06:210gcm;25/0.06:230gcm;30/0.05:120gcm;35/0.04:120gcm;40/0.04:160gcm。

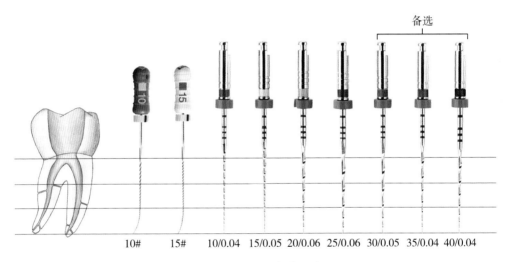

图 2-18　Mtwo 操作程序

三、K3

K3 镍钛系列锉包括 G、Procedure、VTVT 三种套装。横截面采用不规则界面设计和反向刃的设计,核心大,抗折性高,临床使用安全,但是切削效率偏低。三种套装的基本操作程序相似,选用器械锥度和号数略有不同,下面以 G 套装为例说明。各套装操作程序见图 2-19~ 图 2-21。

K3 G 套装的操作程序:

1. X 线片粗略估计根管长度。

2. 10# 或者 15# 手用 K 锉寻找并初步扩大根管口。

3. 25/0.12 敞开根管口,25/0.10 遇阻力时更换下一支锉。

4. 10# 或 15# K 锉结合疏通根管,并确定工作长度。

5. 使用 25/0.08、25/0.06 顺序进行预备,两器械均遇阻力时更换下一支锉。如果 25/0.06 不能达到工作长度或根管重度弯曲、狭窄等可使用 25/0.04 或 25/0.02 至工作长度,若需要再将根管

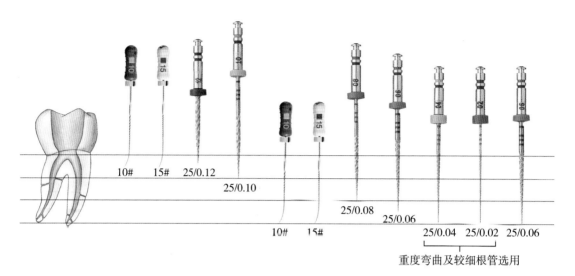

图 2-19　K3 G pack 操作程序

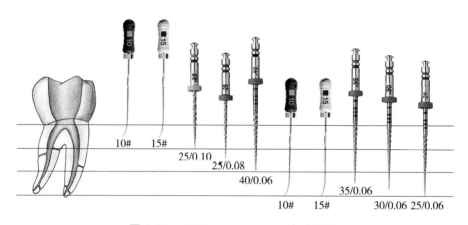

图 2-20　K3 Procedure pack 操作程序

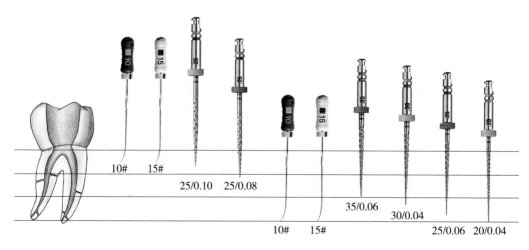

图 2-21　K3 VTVT pack 操作程序

扩大到 0.06 或者 0.04 锥度。

6. 马达转速为 300~350r/min,每根器械预备时间不能超过 5~7 秒。

四、K3XF

K3XF 镍钛锉系列与 K3 的设计相同,但采用新研制的 M-wire 镍钛材料,提高了抗疲劳和抗折性。

K3XF G 套装操作程序(图 2-22):

1. 敞开根管口。

2. 10# 或者 15# 手用 K 锉疏通根管并确定工作长度。

3. 使用手用 K 锉预备根管至 15#。

4. 按照 25/0.12、25/0.10、25/0.08、25/0.06、25/0.04 顺序进行预备,无压力地往返 4 次后更换下一号器械。

5. 5 支锉中的任何型号只要到达工作长度即可完成预备。

6. 如果 25/0.04 不能到达工作长度,则反复以上顺序直至到达工作长度。

7. 马达转速 350~500r/min,扭矩 300gcm。

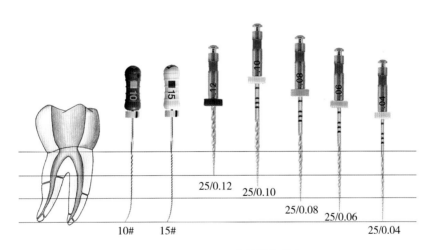

图 2-22　K3XF G 套装操作程序

K3XF Greater Taper 操作程序(图 2-23):

1. 敞开根管口。

2. 10# 或者 15# 手用 K 锉疏通根管,并确定工作长度。

3. 根据根管状况选择器械　若初尖锉为 10#,则使用 20# 黄色系列进行预备;若初尖锉为 15#,则使用 30# 蓝色系列进行预备;若初尖锉为 20#,则使用 40# 黑色系列进行预备。

4. 使用 0.10 锥度敞开根管口,0.08 锥度预备至有明显阻力时,冲洗疏通后使用 0.06 锥度预备至工作长度;若仍不能达到工作长度,则使用 0.04 锥度预备至工作长度。如果到达根尖后器械没有紧缩感,则使用稍大尖端直径并相同锥度的其他锉进行预备;

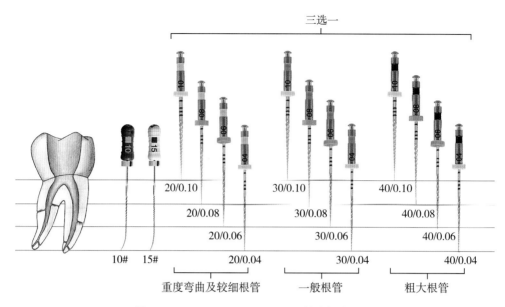

图 2-23　K3XF Greater Taper 技术操作程序

5. 马达转速 350~500r/min，扭矩 300gcm。

K3XF Procedure 套装操作程序（图 2-24）：

1. 10# 或者 15# 手用 K 锉疏通根管并确定工作长度。

2. 使用手用 K 锉预备根管至 15#。

3. 25/0.10 预备至有明显阻力。MB2、重度弯曲及狭窄根管可使用 25/0.08 预备至有明显阻力。

4. 按 40#、35#、30#、25# 顺序进行预备，无压力地往返 4 次后更换下一号器械。

5. 只要 5 支锉中的任何一支到达工作长度即可完成预备。

6. 如果 25# 不能到达工作长度，则反复以上顺序直至达到工作长度。

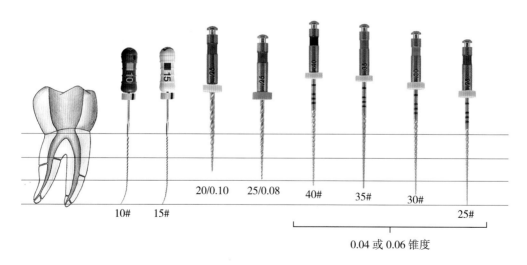

图 2-24　K3XF Procedure 操作程序

7. 马达转速 350~500r/min,扭矩 300gcm。

五、TF

TF 镍钛锉是使用扭制技术制作的新型镍钛锉,它比研磨技术制作的镍钛锉具有更强的抗折断性能,锉的表面纹理具有沿锉长轴排列的天然晶粒结构。金属在 R 相时升温,常温固定。因为 TF 锉很少有横向的抛光加工痕迹,所以可避免通常由于这种痕迹导致的缓慢裂纹及裂纹的扩展,但 TF 在临床使用中易解螺旋。

TF 镍钛锉的操作程序(图 2-25):

1. 8# 或 10# 手用 K 锉探查根管并确定工作长度。

2. 手用 K 锉初步预备根管至 15#。

3. 较细根管按照 25/0.08、30/0.06、40/0.04 顺序预备,若 25/0.08 可达到工作长度,30/0.06、40/0.04 为选用锉。

4. 较粗根管按照 25/0.08、25/0.06、30/0.06 顺序预备,若 25/0.08 可达到工作长度,25/0.06、30/0.06 为选用锉。

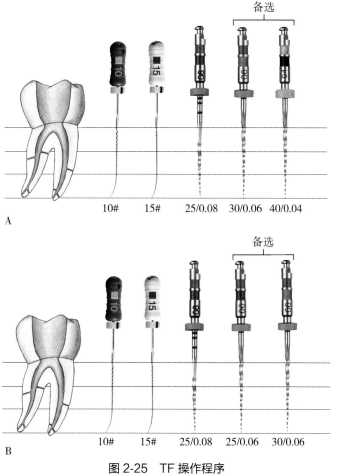

图 2-25 TF 操作程序

A. 较粗根管操作程序 B. 较细根管操作程序

5. 旋转方式进入根管,每次更换器械均使用10#锉疏通并冲洗根管,保持根管为湿润的状态下进行预备。

6. 马达转速500r/min,扭矩400gcm。

六、HERO Shaper

HERO Shaper切割效率和安全性较高,但是锉本身刚性很高,根管适应性较低。

HERO Shaper镍钛锉的操作程序(图2-26):

1. 建立直线通路,敞开根管口。

2. 10#或者15#手用K锉疏通根管并确定工作长度。

3. 根据根管状况选择器械

(1)重度弯曲、狭窄根管先使用20/0.06预备至工作长度的2/3,再使用20/0.04、25/0.04、30/0.04顺序预备,每根器械均达到工作长度。

(2)一般根管先使用25/0.06预备至工作长度的2/3,再使用25/0.04、30/0.04顺序预备,每根器械均达到工作长度。

(3)粗大根管先使用30/0.06锥度预备至工作长度的2/3,再使用30/0.04锥度预备至工作长度。

4. 马达转速300~600r/min。

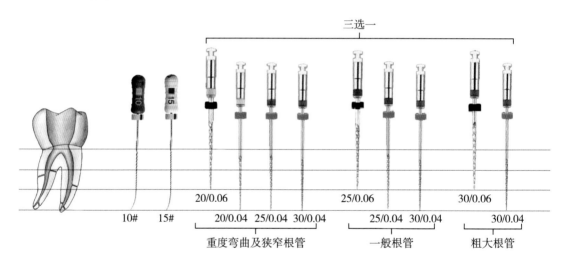

图2-26 HERO Shaper 操作程序

七、BLX

BL镍钛系列锉为小三角形截面和变螺旋设计,提高了切削效率和碎屑的排出效率,表面电化学抛光,使预备后的根管壁更光滑,刚性较高的材料提高镍钛锉的抗疲劳和抗折性,但减低了根尖段器械的根管适应性。

BLX镍钛锉的操作程序(图2-27):

1. 敞开根管口。

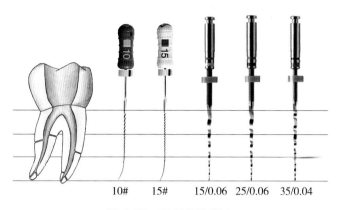

10#　15#　15/0.06　25/0.06　35/0.04

图 2-27　BLX 操作程序

2. 10# 或者 15# 手用 K 锉疏通根管并确定工作长度。

3. 按 15/0.06、25/0.06、35/0.04 顺序预备,每根器械均至工作长度。

4. 每根器械来回提拉 4 次后退出根管,清理器械表面碎屑,进行根管冲洗,并在保持根管为湿润的状态下进行预备。

5. 基本器械预备完成后根据根尖直径大小使用 40/0.04、50/0.04 器械进行根管成形。

6. 马达转速 600r/min,扭矩 1.5Ncm。

八、ProTaper NEXT

ProTaper NEXT 镍钛系统的特点包括:①为方便后牙使用而改进的 11mm 柄部;②共 5 根锉,但大部分情况只需使用其中 2 根,减少预备时间,简单易学;③独特的矩形截面提供一个蛇形的摇摆运动(swaggering movement),在去除碎屑体积的同时,更好地保持中心定位能力。操作方法与 ProTaper 类似。

ProTaper NEXT 镍钛锉的操作程序(图 2-28):

1. 敞开根管口。

2. 用 10# 或 15# K 锉疏通根管并确定工作长度。

3. 使用 PathFile 的 P1、P2 初步预备根管至工作长度。

4. 使用 X1 进行根管预备至工作长度。

5. 用 10# 锉疏通根管并冲洗。

6. 使用 X2 进行根管预备至工作长度。

7. 使用 25# K 锉检查根管,若在根尖有紧缩感便完成预备。

8. 若 25# K 锉在根尖无紧缩感,可用 X3、X4 或 X5 进行根管预备至工作长度,并用相应 30#、40# 或 50# K 锉进行根尖检查,有紧缩感便完成预备。

9. 应保持根管在湿润的状态下进行预备。

10. 马达转速 300r/min,扭矩 2~5.2Ncm。

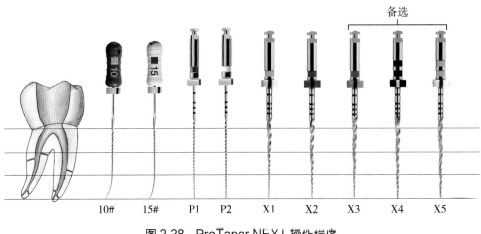

图 2-28　ProTaper NEXT 操作程序

九、RaCe

RaCe 镍钛锉系列在设计上提高了切削效率的同时也提高了根管碎屑排出效率。锉本身韧性好,不易折断,根管适应性较好。该系列包括 BT-RaCe、iRaCe 和 BioRaCe 等。

BT-RaCe 镍钛锉的操作程序(图 2-29):

1. 8# 或者 10# 锉疏通根管并确定工作长度。

2. 使用 15# 手用 K 锉初步预备根管。

3. 按照 BT1、BT2、BT3 顺序预备根管。

4. 每根器械均预备至工作长度才可换下一根器械,若不能达到工作长度则使用小号 K 锉疏通根管,再使用 BT-RaCe 器械进行预备至工作长度。

5. 至少预备至 BT3,如果预备根尖直径较大根管,则可扩大至 BT40 或者 BT50。

6. 马达转速 800r/min,扭矩 1.5Ncm。

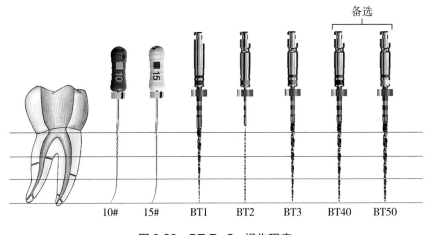

图 2-29　BT-RaCe 操作程序

iRaCe 镍钛锉的操作程序（图 2-30）：

1. 8# 或者 10# 锉疏通根管并确定工作长度。

2. 按照 R1、R2、R3 顺序预备根管。若根管重度弯曲、狭窄 R1 不能至工作长度则用 R1a 及 R1b 进行根管预备至工作长度，再继续使用 R2、R3 进行根管预备。

3. 每根器械在根管内工作 3~4 秒。每次更换器械均使用小号 K 锉疏通并冲洗根管，保持根管在湿润的状态下进行预备。

4. 马达转速 800r/min，扭矩 1.5Ncm。

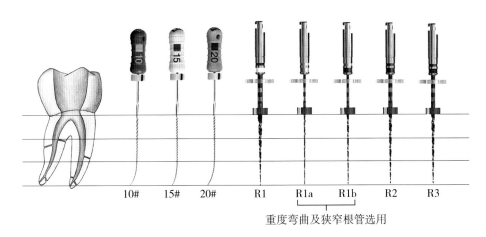

图 2-30　iRaCe 操作程序

BioRaCe 镍钛锉的操作程序（图 2-31）：

1. 8# 或者 10# 锉疏通根管并确定工作长度。

2. BR0 敞开根管口，每提拉 4 次后清理器械及冲洗根管，预备根管冠方 4~6mm。

3. 15# 手用 K 锉测量根管工作长度。

4. 使用 BR1 进行根管预备至工作长度，若不能达到工作长度则用小号器械疏通根管后，再

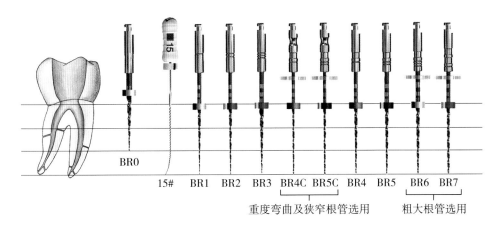

图 2-31　BioRaCe 操作程序

使用 BR1 预备至工作长度。

5. 使用 BR2 及 BR3 预备至工作长度。重度弯曲、根管狭窄等,BR3 不能达到达工作长度则使用 BioRaCe Extended Set 的 BR4C 和 BR5C 进行预备,到达工作长度后再按照 BR3、BR4、BR5 顺序分别预备至工作长度。

6. 如果根管较粗大则可使用 BioRaCe Extended Set 的 BR6 和 BR7 按照 BR1~BR5 的方法进行预备。

7. 保持根管在湿润的状态下进行预备。每根器械根管中提拉 4 次后进行器械清理及根管冲洗。

8. 马达转速 600r/min。

十、Hyflex

Hyflex 镍钛系列锉为控制记忆型镍钛锉,特殊的材料和设计使抗折强度提高,并且根管预备后锉的变形在热处理后即可恢复,但切削效率降低。

Hyflex 镍钛锉的操作程序(图 2-32):

1. 敞开根管口。

2. 10# 或者 15# 手用 K 锉疏通根管并确定工作长度。

3. 使用手用 K 锉预备根管至 15#。

4. 可采用两种技术进行后续根管预备:

(1) 单一工作长度技术:先使用 25/0.08 锥度进行预备,如果此根器械预备过程中不能到达工作长度则退出器械,按照 20/0.04、25/0.04、20/0.06、30/0.04、40/0.04 顺序预备,每根器械均到达工作长度。如果 25/0.08 可以到达工作长度则可按照 20/0.06、30/0.04、40/0.04 顺序预备,每根器械均到达工作长度。

(2) 冠向下技术:根据根管情况按照 25/0.08、30/0.06、25/0.06 顺序或者 25/0.08、30/0.04、25/0.04 进行预备。25/0.08 预备根管冠 1/3,30/0.06 或 30/0.04 预备根管根中 1/3,25/0.06 锥度或 25/0.04 锥度预备至工作长度。

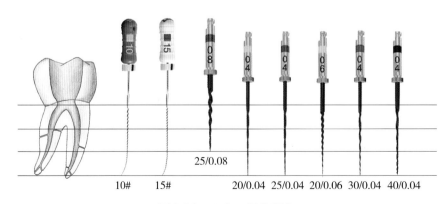

图 2-32　Hyflex 操作程序

十一、SAF

自适应镍钛预备器械(self-adjusting file，SAF)是由网状镍钛合金丝制成的中空锉(hollow file)，具有优越的弹性、柔韧性和可压缩性，能最大限度顺应根管原有解剖形态，对扁形、椭圆形不规则根管和根管峡区进行更有效地清理，另外还自带有冲洗功能(图 2-33)。

SAF 镍钛器械的操作程序：

1. 术前 X 线片评估根管形态及工作长度，敞开根管冠方 1/3。

2. 10# 或 15# 探查根管并确定工作长度。

3. 选择与根管相匹配的 SAF　初尖锉小于 35#，则选用 SAF 1.5mm；初尖锉为 35#~60#，则选用 SAF 2.0mm。

4. 使用手用 20/0.02 或 20/0.04 初步预备根管。

5. 将冲洗液导管与 SAF 上的冲洗液接口连接，整个根管预备过程伴随着冲洗(图 2-34)。

6. 如果 SAF 预备过程中感到明显的阻力则停止，重新疏通根管。

7. 每个根管 SAF 预备 4 分钟。

8. 预备完成后使用相应型号的手用锉检查是否达到预备要求，若没达到则需将预备时间延长 1 分钟。

9. 振幅 0.4mm，频率 5000opm(oscillations per minute)。

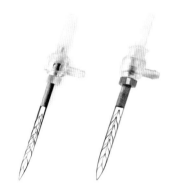

图 2-33　SAF 镍钛锉

A. SAF 1.5mm　B. SAF 2mm

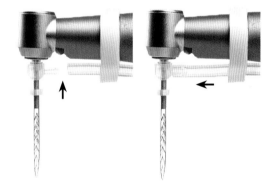

图 2-34　将冲洗液导管与 SAF 冲洗液接口连接

十二、Reciproc

Reciproc 为单根镍钛锉预备系统，运动方式的改变被视为是单根锉系列的重大突破。单根锉根管预备系列配有专用马达，将常规的 360° 连续旋转改为顺逆时针的往复旋转运动。其工作效果由切削方向时(较大角度)和相反方向时(较小角度)的叠加效应共同决定，所以锉在根管内的深入几乎是自动化的。使用时，只需很轻微地根向施加压力于器械上，因此可尽量避免将牙本质碎屑推出根尖孔。这种根据"平衡力概念"原理设计的器械，在根向推进中不断顺、逆时针往返旋转,能有效降低因金属疲劳而折断的风险。

Reciproc 镍钛锉的操作程序(图 2-35):

1. 术前 X 线片观察根管特征,10# 或 15# K 锉探查根管并确定工作长度。

2. 评估根管特征选择适当的 Reciproc 器械　初尖锉为 30#,则使用 R50;初尖锉为 20#,则使用 R40;狭窄根管则选择 R25;

3. 使用 Reciproc 以提拉的方式预备,每 3 次提拉后使用 10# K 锉疏通根管,并进行根管冲洗,直至工作长度,通常 3~4 个周期即可完成整个根管的预备。

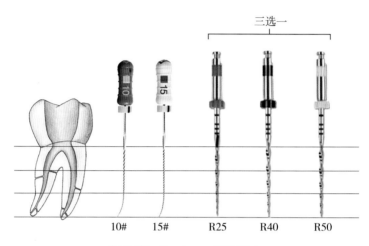

图 2-35　Reciproc 操作程序

十三、WaveOne

WaveOne 与 Reciproc 相同均为单根锉镍钛系统,运动方式为顺逆时针的往复旋转。两者的横截面不同,切削时旋转角度略不同,WaveOne 有更小号的锉适应于细小根管。

Waveone 镍钛锉的操作程序(图 2-36):

1. 术前 X 线片观察根管特征,建立直线通路,10# K 锉探查根管并初步确定工作长度。

2. 评估根管特征选择适当的 Waveone 器械　PRIMARY 可以满足大多数病例;初尖锉 <10#,则使用 SMALL;初尖锉 ≥20#,则使用 LARGE。

3. 使用 WaveOne 以提拉的方式预备,每 3 次提拉后使用 10# K 锉疏通根管,并进行根管冲洗,直至工作长度的 2/3。

4. 10# K 锉疏通根管并确定工作长度,WaveOne 以同样的方式预备至工作长度。

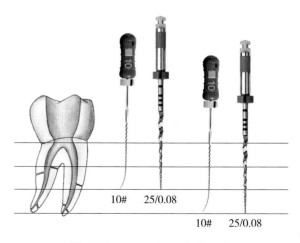

图 2-36　WaveOne 操作程序

十四、TF Adaptive

TF Adaptive 镍钛锉与 TF 镍钛锉制作工艺基本相同,切削能力强。在通过 Elements 马达使用 TF Adaptive 镍钛锉时,器械能根据在根管内所承受的压力不同,灵活地调整其单向或往复旋转运动,平衡了工作效率和器械使用安全。

TF Adaptive 镍钛锉的操作程序(图 2-37):

1. 敞开根管口,建立直线通路。

2. 8# 或 10# 手用 K 锉探查根管并确定工作长度。

3. 手用 K 锉初步预备根管至 15#。

4. 评估根管特征选择适当的 TF Adaptive 器械　15# K 锉若不易达到工作长度,则使用 SM;15# K 锉若可轻松达到工作长度,则使用 ML。

5. 使用绿色(SM1 或 ML1)进行预备,进入根管接触牙本质后退出器械,清理器械及冲洗根管,直至达到工作长度。

6. 按照上述方法使用黄色(SM2 或 ML2)进行预备,直至工作长度,若已达到根尖预备要求,

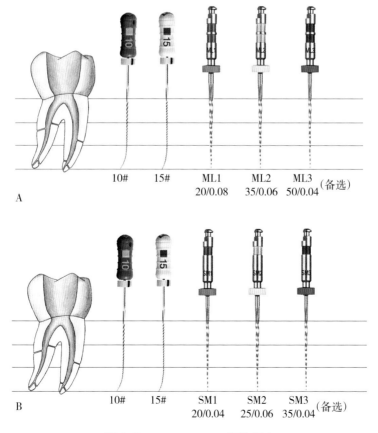

图 2-37　TF Adaptive 操作程序

A. 较粗根管操作程序　B. 较细根管操作程序

则预备过程结束;若需要加粗根尖大小,则使用红色(SM3 或 ML3)预备至工作长度。

(杨 群 何丰鹏)

第五节 镍钛锉在再治疗中的应用

根管再治疗是指初次根管治疗后,患牙的感染持续或者再次出现感染症状,需要取出原充填物,重新进行根管治疗。有些患牙由于初次根管治疗不彻底,虽无明显根尖周感染症状,但在做修复时存在较大的再感染隐患,也需要行根管再治疗,彻底再次清理根管(图 2-38)。

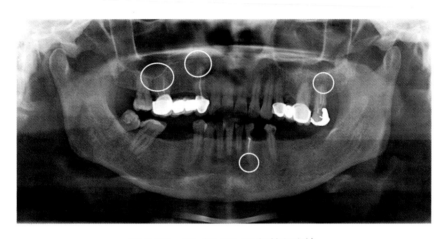

图 2-38 16、13、27、33 根管欠充填

彻底去除根管内充填材料是根管再治疗成功的关键,随着现代根管治疗技术的发展,去除根管充填物的方法和技术也在不断完善,本节将介绍镍钛再治疗锉去除根管充填物的应用方法。

镍钛再治疗系统有多种,本节将以 ProTaper Universal D、Mtwo R、D-RaCe 等为代表,说明镍钛再治疗锉的操作步骤。

目前,镍钛再治疗锉在横截面、尖端设计、螺纹和锥度等方面不断进行改进,有利于提高切削效率和清除根管内的残屑。临床有专家推荐选择再治疗锉时根据初次治疗使用的器械进行选择,最好和初次治疗时使用的器械系统一致。

一、ProTaper Universal D

ProTaper Universal D 包括 D1、D2、D3 三根锉,D1 尖端具有切削功能,无需对锉加压便可进入牙胶内。D2 与 D3 的尖端无切削功能尖,但具有导向功能,避免再治疗锉在根管的中下段产生偏移。

ProTaper Universal D 操作程序(图 2-39):

1. 术前拍摄两张不同角度的 X 线片,了解患牙特征。

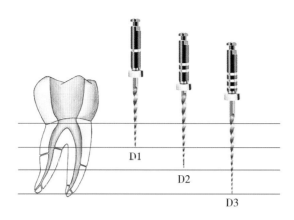

图 2-39　ProTaper Universal D 操作程序

2. D1 去除根管冠方 1/3 部分牙胶; D2 去除根管中 1/3 部分牙胶; D3 去除根尖 1/3 部分牙胶(图 2-40)。

3. 预备过程中勿向器械施加压力, 并及时清理检查器械。

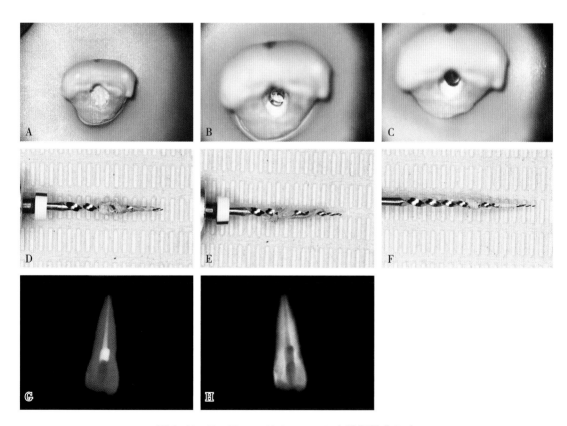

图 2-40　ProTaper Universal D 去除根管内牙胶
A. 根充后根管　B. 去除根管冠方 1/3 牙胶　C. 去除根管根中~根尖 1/3 牙胶　D. D1 去除根管冠方 1/3 牙胶
E. D2 去除根管根中 1/3 牙胶　F. D3 去除根管根尖 1/3 牙胶　G. 术前 X 线片　H. 术后 X 线片

二、Mtwo R

Mtwo R 包括 R15 和 R25 两支锉,其 S 型横截面具有较强的切削效率,并且具备带有切削刃的尖端。临床中可根据具体根管直径选择两只锉中的一支完成操作,也可用根管冠方扩大器械先行扩大根管口,再使用 Mtwo R 完成后续再治疗。

Mtwo R 操作程序(图 2-41):

1. 术前拍摄两张不同角度的 X 线片,了解患牙特征。

2. 利用 G 钻等根管冠方扩大器械去除部分牙胶,细小根管使用 R15 去除牙胶;中等及粗大根管使用 R25 去除牙胶。

3. 预备过程中勿向器械施加压力,并及时清理检查器械。R15 转速 280r/min,扭矩 30gcm;R25 转速 280r/min,扭矩 120gcm。

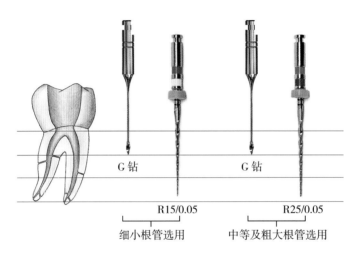

图 2-41 Mtwo R 操作程序

三、D-RaCe

D-RaCe 包括 DR1、DR2 两支锉,DR1 的尖端具备切削功能,DR2 的尖端不具备切削功能。DR2 转速可提高至 600~1000r/min,高转速时机械摩擦产热大,使器械触及的牙胶熔融可轻松进入根充物内。

D-RaCe 操作程序(图 2-42):

1. 术前拍摄两张不同角度的 X 线片,了解患牙特征。

2. 去除根管冠方 1~2mm 的充填物,然后滴入可使牙胶软化的溶液,必要时也可以利用超声或携热器去除上段牙胶。

3. 根管冠方 1/3,使用 DR1 轻柔地钻进牙胶。根中 1/3~ 根尖 1/3 使用 DR2 预备。

4. 预备过程中勿向器械施加压力,并及时清理检查器械。DR1 转速 1000r/min,扭矩 1.5Ncm;DR2 转速 600r/min,扭矩 1Ncm。

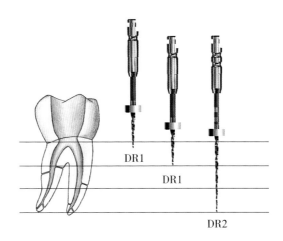

图 2-42　D-RaCe 操作程序

四、Reciproc

目前临床有主张用单根锉系列做根管再治疗,Reciproc 和 WaveOne 由于运动方式的改变被视为是单根锉系列的重大突破。往复运动系列配有专用的马达,将常规的 360°连续旋转改为顺逆时针的往复旋转,有利于根管内充填物的排除(图 2-43)。

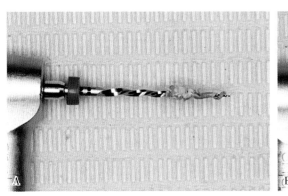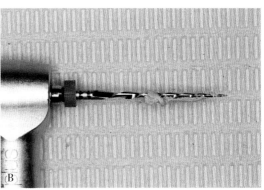

图 2-43　单根锉取牙胶
A. WaveOne　B. Reciproc

以 Reciproc 为例简单介绍再治疗操作程序(图 2-44):

1. 术前拍摄两张不同角度的 X 线片,了解患牙特征。

2. G 钻去除冠方 1/3 牙胶并滴入牙胶溶解剂。

3. 按照常规预备方法使用 R25 去除牙胶至工作长度。

4. 使用 R40 或者 R50 常规预备根管。

5. 使用过程中可将器械贴于根管壁,更有利于去除牙胶。

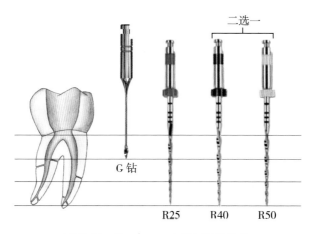

图 2-44　Reciproc 冉治疗操作程序

（张晓蓉　杨　群）

第三章
镍钛根管预备的临床操作

第一节 髓腔预备

开髓是根管治疗的第一步。所谓"好的开端是成功的一半",良好的髓腔预备是寻找根管口,使器械顺利进入根管的必备条件。髓腔预备应做到:①彻底清理髓腔中的病变组织(包括牙髓、陈旧充填物、龋坏组织、髓石等);②暴露根管口,预备进入根管的直线通路。

一、前牙的髓腔预备

(一)开髓口的外形

上颌前牙开髓口多预备成圆三角形,下颌前牙开髓口多预备成椭圆形,这同髓室形状和根管开口的位置相关(图 3-1)。

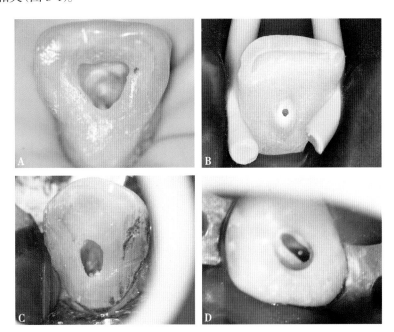

图 3-1　前牙的开髓洞型

A.上颌切牙开髓洞型　B.下颌切牙开髓洞型　C.上颌尖牙开髓洞型　D.下颌尖牙开髓洞型

（二）前牙开髓中的注意事项

1. 前牙髓角较高,若开髓口过小,唇侧切缘线角的残髓较难清理。未清理干净的残髓是导致前牙变色的主要原因,因此建议使用球钻沿开髓口唇侧反复提拉,去除唇侧倒凹中的大量坏死病变组织(图 3-2)。

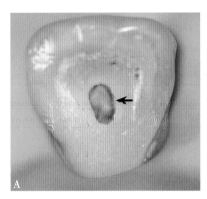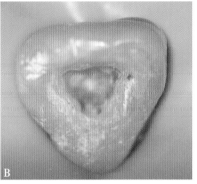

图 3-2　前牙开髓口

A.开髓口过小,唇侧倒凹处存留残髓　B.去除倒凹,髓腔清理干净后

2. 为获得直线通路应去除舌侧牙本质三角(图 3-3)。

3. 下颌前牙出现双根管的几率较大,当 X 线片检查疑似双根管存在或 CBCT 检查确诊有双根管存在但在正常开髓后不能探查到双根管时,为寻找双根管入口,应适当向唇侧(切缘)扩展,避免遗漏根管导致根管治疗的失败(图 3-4)。

二、上颌前磨牙的髓腔预备

（一）开髓口的外形

上颌前磨牙髓腔多呈颊腭向分布的扁圆型,因而开髓口为颊腭向的椭圆形(图 3-5)。

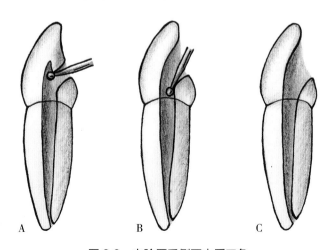

图 3-3　去除唇舌侧牙本质三角

A.去除唇侧牙本质三角　B.去除舌侧牙本质三角　C.去除牙本质三角后

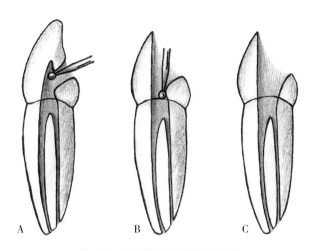

图 3-4 下颌前牙双根管的寻找

A.去唇侧倒凹,并尽量向唇侧扩展 B.去除舌侧牙本质三角 C.修整完成

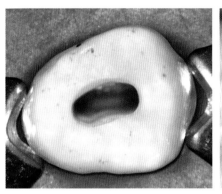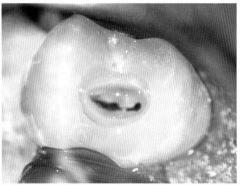

图 3-5 上颌前磨牙开髓洞型

(二)上颌前磨牙开髓中的注意事项

1. 上颌前磨牙近远中颈部缩窄,开髓时应在中央窝沿着牙体长轴方向钻入。当钻针进入牙体至髓腔深度仍不能穿髓时,应仔细观察牙齿颈部,再次明确牙长轴方向,调整钻针角度避免侧穿(图 3-6)。

2. 上颌前磨牙的颊腭髓角较高,伸向颊腭尖。髓腔预备时应去除颊腭髓角倒凹,彻底清除颊、腭髓角中的残髓。

三、下颌前磨牙的髓腔预备

(一)开髓口的外形

下颌前磨牙开髓口多为小圆三角形或小椭圆形(图 3-7)。

(二)下颌前磨牙开髓中的注意事项

下颌前磨牙常会出现 I-Ⅱ、I-Ⅲ型根管变异(图 3-8),因而在开髓时注意去除舌侧牙本质三角,扩大进入根管中上段的路径,便于小号器械沿髓腔 - 根管舌侧壁到达根尖(图 3-9)。

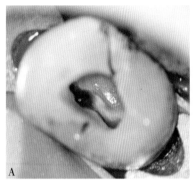
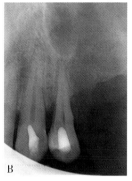
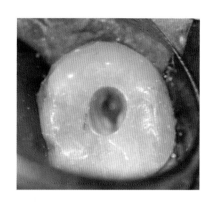

图3-6　上颌前磨牙开髓方向偏移　　　　　　图3-7　下颌前磨牙开髓洞型

A.𬌗面示近中过度敞开　B.X线片显示开髓方向偏向近中

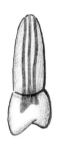
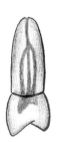
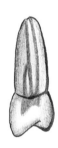
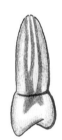

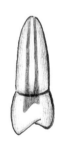
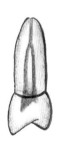
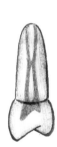
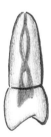

图3-8　下颌前磨牙的根管变异类型

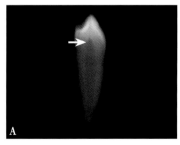
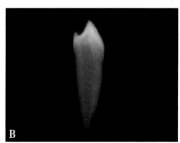
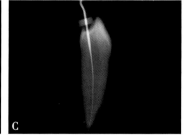

图3-9　下颌前磨牙的髓腔预备

A.箭头示舌侧牙本质三角　B.去除舌侧牙本质三角后　C.小号器械应可沿舌侧根管壁到达根尖

四、磨牙的髓腔预备

(一) 开髓口的外形

磨牙的开髓口是根据牙齿髓腔的形态进行设计并在此基础上加以扩展。上颌多呈圆三角形，下颌多呈梯形(图 3-10A、C、D)。当上颌磨牙出现 MB2、DB2 或 P2 根管时，多预备成菱形(图 3-10B)；下颌磨牙远中遇到一粗大根管时也多预备成圆三角形。

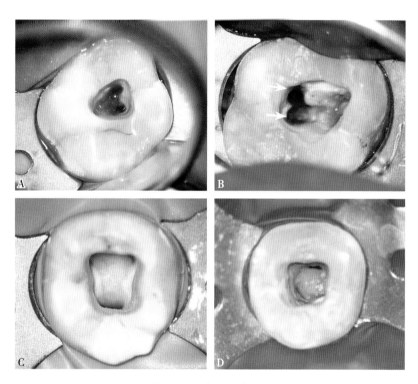

图 3-10　磨牙开髓洞型

A.上颌磨牙开髓洞型通常呈三角形　B.上颌磨牙有 P2 根管时可做适当扩展
C、D.下颌磨牙开髓洞型通常呈梯形

(二) 磨牙开髓中的注意事项

1. 髓腔预备时应尽可能去除旧充填物　旧充填物的存在将影响根管口的寻找，同时旧充填物周边多有继发龋的存在，会导致细菌污染及边缘微渗漏(图 3-11)。

2. 髓腔预备时需完全去除龋坏组织(图 3-12)　龋坏组织中含有大量细菌，若髓腔预备时不去除干净龋坏组织，在根管预备过程中易将细菌带入根管或推向根尖，使根管感染加重，影响根管治疗的成功率。

3. 髓腔预备时需完全去除坏死牙髓　残留的坏死牙髓多存在于髓角、侧壁与底壁交界的线角处。坏死牙髓的存在将为细菌繁殖提供丰富的营养，同时会引起牙齿变色、充填不致密，增加根管治疗术后微渗漏的发生，从而导致治疗失败。可使用球钻、小挖匙、探针进行机械去除，联合超声、次氯酸钠冲洗以达到良好的清理效果(图 3-13)。

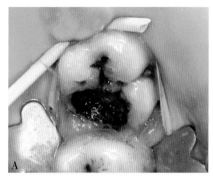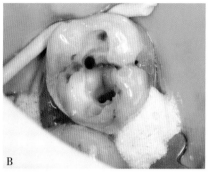

图 3-11 髓腔预备时应完全去除原充填物

A. 髓腔预备前可见大面积的充填物及继发龋 B. 去除充填物及继发龋

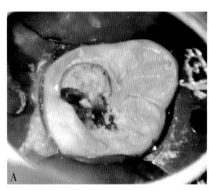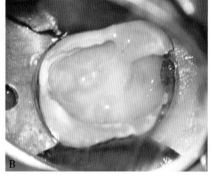

图 3-12 髓腔预备时应尽可能去净龋坏组织

A. 患牙存在大量龋坏组织 B. 去除龋坏组织后

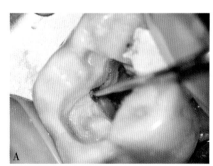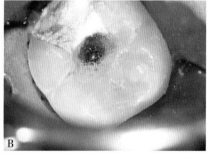

图 3-13 去除坏死牙髓

A. 显微镜下探针去除髓角处坏死牙髓 B. 次氯酸钠冲洗去除坏死牙髓

4. 开髓时可以去除根管口处的牙本质三角,形成进入根管的直线通路(图 3-14),具体步骤将在后面章节中详述。

5. 尽量保存牙体组织,特别是牙颈部的牙体组织(图 3-15)。

6. 去除无基釉及牙本质薄壁弱尖,防止牙折。

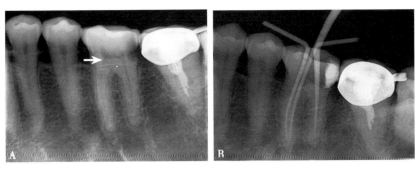

图 3-14　去除根管口的牙本质三角

A. 根管口可见明显牙本质三角　B. 去除牙本质三角后可形成直线通路

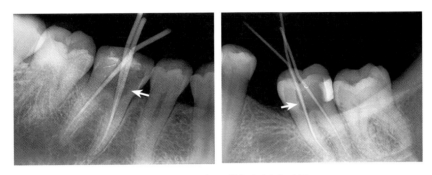

图 3-15　牙颈部牙体组织过度破坏

五、髓腔预备的基本步骤

基本步骤见图 3-16。

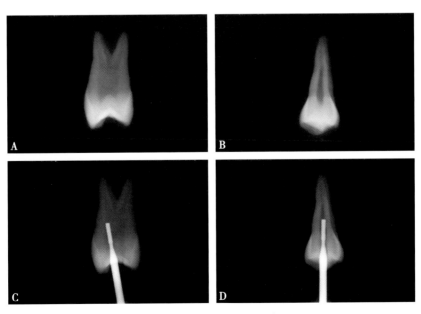

图 3-16　髓腔预备的基本步骤

A、B. 髓腔预备前依据 X 线片了解髓腔形态　　C、D. 裂钻在髓角较高处穿通髓腔

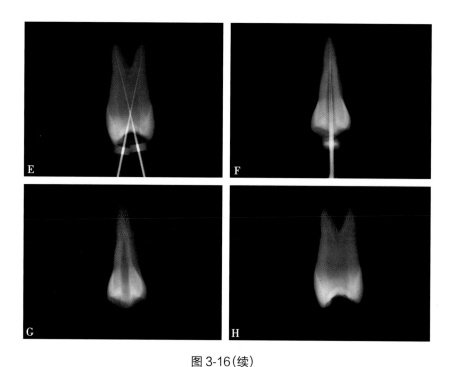

图 3-16(续)

E、F. 球钻揭全髓顶后,初尖锉无阻力的到达根尖　　G、H. 修整洞型,髓腔预备完成

（江千舟　甘友华）

第二节　根管口的定位

根管口定位是根管治疗中极为重要的一个步骤,根管遗漏往往会导致根管治疗的失败。因此,临床治疗中应尽可能地找到所有根管。

一、根管的预评估

在进行根管治疗操作之前,我们必须熟悉患牙的解剖结构,并依据 X 线的检查初步判断牙根的数目、方向、长度、走向、髓顶的高度和髓底的位置等情况,必要时可利用 CBCT 进行辅助检查(图 3-17~ 图 3-26)。

二、髓底的解剖结构

髓底有发育沟,表现为灰色或黑色的线条,称为"髓底地图",如果能完整地观察到髓室底,则可以通过髓底地图来确认可能的根管口。多数情况下可以结合牙齿的解剖结构来进行根管口的定位:

1. 对称法则 1　除上颌磨牙外,根管口应该等距离地分布在髓腔近远中连线的两侧(图 3-27)。

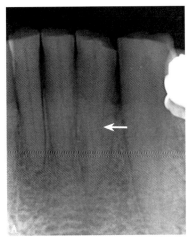
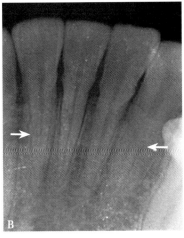

图 3-17　前牙双根管影像
A. 32 牙周膜影像提示可能含有双根管　B. 32、42 牙周膜影像提示可能含有双根管

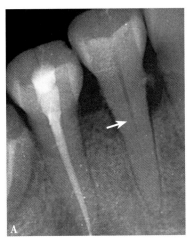
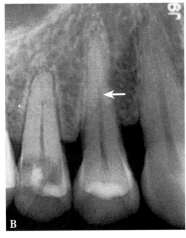

图 3-18　突然消失的根管影像提示可能为Ⅰ-Ⅱ型根管
A. 44 根管影像在根中 1/2 处突然消失　B. 14 根管影像在根中 1/2 处突然消失

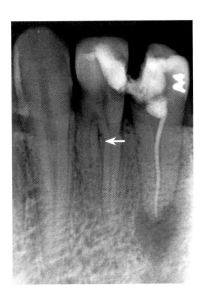

图 3-19　前磨牙可为近远中向的双根管

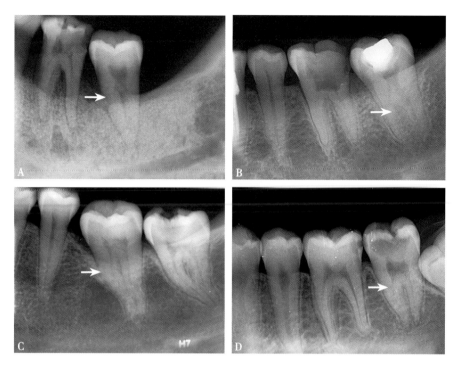

图 3-20　下颌第二磨牙 C 形根管（X 线片上的表现：融合根，较深的髓底，模糊的牙周膜影像等）

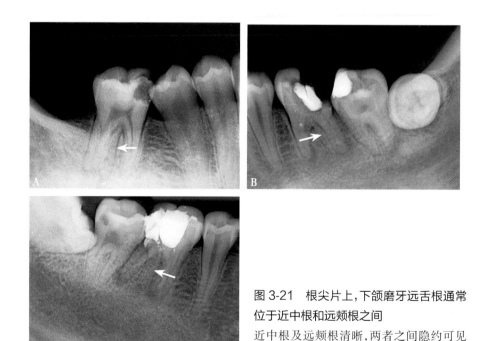

图 3-21　根尖片上，下颌磨牙远舌根通常位于近中根和远颊根之间

近中根及远颊根清晰，两者之间隐约可见远舌根（箭头所示）

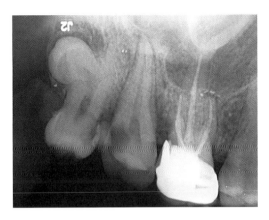

图 3-22　牙周膜影像提示 17 可能为融合根或根管呈颊腭向分布

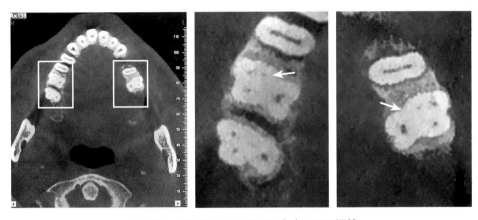

图 3-23　CBCT 显示 16、26 存在 MB2 根管

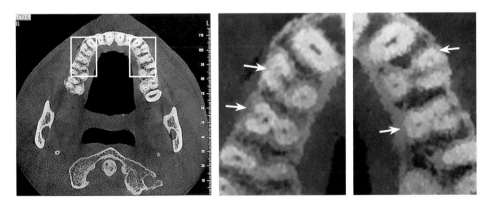

图 3-24　CBCT 显示 14、15、24、25 均为三根管

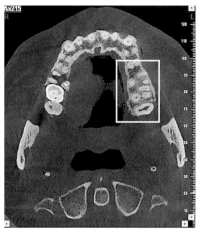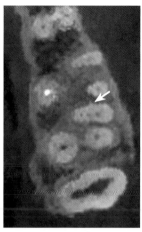

图 3-25　CBCT 显示 27 存在 MB3 根管

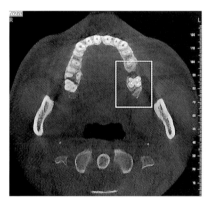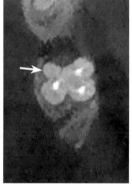

图 3-26　CBCT 显示 27 存在遗漏的 P2 根管

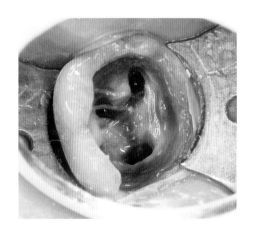

图 3-27　对称法则 1

2. 对称法则 2　除上颌磨牙外,根管口的连线应该与髓腔近远中连线相垂直(图 3-28)。

3. 颜色法则　髓底的颜色一般比髓壁的颜色偏暗(图 3-29)。

4. 根管口法则 1　根管口总是处于髓室底与髓室壁的交界处(图 3-30)。

5. 根管口法则 2　根管口总是处于髓室壁连线的转折处(图 3-31)。

6. 根管口法则 3　根管口总是处于髓底牙根发育融合线的末端(图 3-32)。

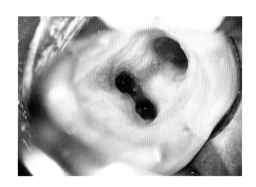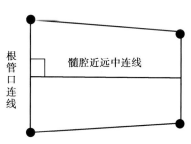

图 3-28　对称法则 2

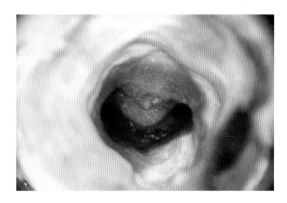

图 3-29　颜色法则

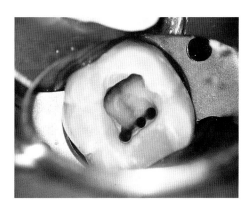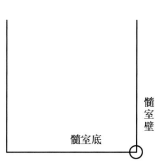

图 3-30　根管口法则 1

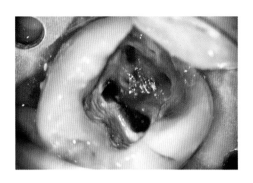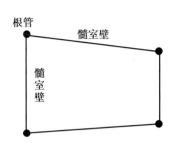

图 3-31 根管口法则 2

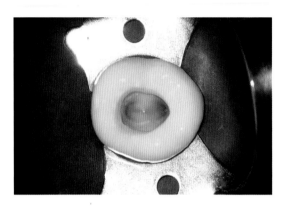

图 3-32 根管口法则 3

三、根管口探查的器械

根管口定位时通常使用到的器械与设备有小号 K 锉、DG16 探针、超声器械及显微镜(图 3-33)。

一般情况下,完成髓腔预备及清理之后,依据髓腔的解剖结构,通过肉眼可看到明显的根管口形态,此时可直接利用小号 K 锉进行探查。若存在髓腔钙化、根管系统变异、髓室或髓底破坏等情况,单纯利用小号 K 锉很难对根管口进行准确的定位。此时,需要利用 DG16 探针、超声器械、显微镜等器械与设备协同完成根管口的探查。

正常髓室底通常为灰棕色,髓壁通常是黄色且具有良好的光泽。钙化是继发的牙本质,往往是褐色的斑点,必须除去。临床上多采用超声器械去除髓腔内或根管口上方的钙化物。去除钙化物之后,可用 DG16 探针在可疑的地方进行探查(图 3-34),有"嵌入感";也可以使用小号 K 锉来探查,以确定是否是根管,如果小号 K 锉能进入根管口下 4mm,则可以确定为根管,才可以进行根管口的敞开(图 3-35)。

四、临床操作中可利用一些小技巧来对根管口进行定位

1. 染色法 髓腔中滴入亚甲基蓝或者碘酊,数秒钟后用酒精棉球擦净,颜色较深的地方多为根管口位置(图 3-36)。

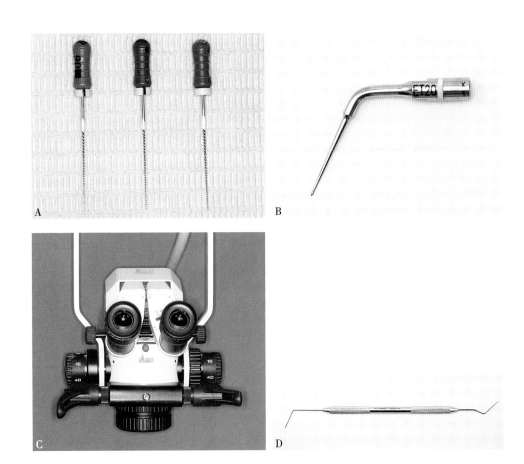

图 3-33　探查根管口的主要器械

A. 小号 K 锉　　B. 超声工作尖　　C. 根管显微镜　　D. DG16 探针

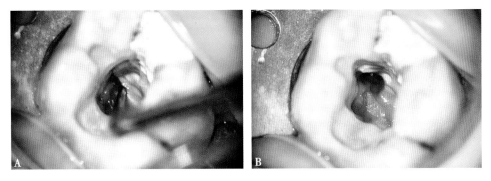

图 3-34　DG16 探查根管口

A. DG16 探查 MB2 根管口　　B. 经根管预备后的 MB2 根管口

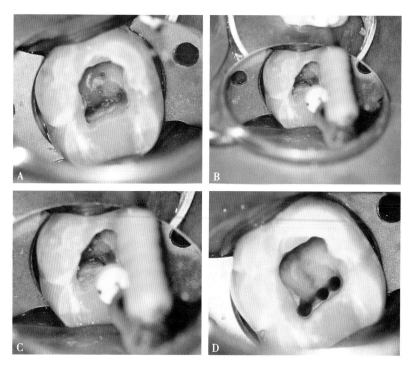

图 3-35　小号 K 锉探查根管

A. 36 疑似有 MM 根管　B、C. 小号 K 锉探查根管　D. 根管预备后

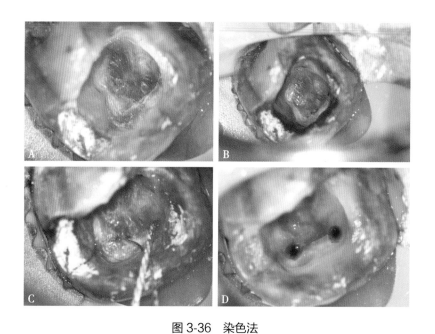

图 3-36　染色法

A. 髓底钙化,根管口不清晰　B. 髓腔亚甲基蓝染色　C. 在着色处探查根管

D. 根管预备后

2. 发泡试验 将高浓度次氯酸钠(浓度 >2%)充满髓腔仔细观察,次氯酸钠与牙髓组织接触处会不停地产生气泡,可由此处进行探查。

3. 投照法 投照法可分为两种方式,一为投照牙冠,光线经过冠部牙体投射到髓底后会在根管口上方形成黑色的小圆点;二为投照牙根,在相应的软组织处投照,光线经过牙根后会在根管口上方透亮。不过这种方法误差较大,现在采用的较少。

五、根管口探查的注意事项

1. 根管口定位前,一定要预备良好的开髓洞型,并充分清理髓腔。

2. 有报道下颌前牙双根管发生率 10%,上颌第一前磨牙 MB2 的发生率为 40%~60%,治疗时应仔细排查,避免发生根管遗漏。

3. 不要将髓角误认为是根管口(图 3-37A)。

4. 当牙颈部严重龋坏,易将颈部穿孔误认为根管口;去除钙化根管口的钙化物时易发生底穿,会将髓底穿孔误认为是根管口。可插入诊断丝拍 X 线片予以确认(图 3-38)。

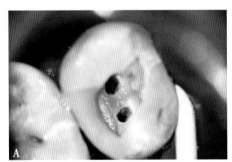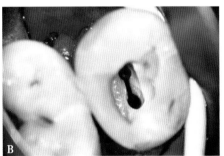

图 3-37 前磨牙根管口探查

A. 暴露髓角,而非根管口 B. 揭全髓室顶,根管预备后

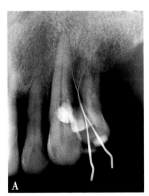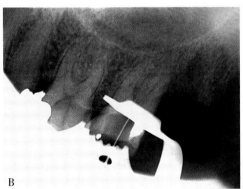

图 3-38 X 线片确认根管口

A. 24 颈部穿孔 B. 27 髓室底穿孔

(吴青松 甘友华)

第三节　根管口及根管中上段的敞开

镍钛根管预备多采用逐步深入（step-down technique）、改良双敞（double flare technique）或根向预备（crown down pressureless technique）等技术。应用这些技术进行根管预备时，第一步均为根管中上段的预备即根管口及根管中上段的敞开。根管中上段的敞开有利于：①去除根管中上段的坏死及感染物质，避免将大量感染物推向根尖，引发术后疼痛；②去除根管中上段的弯曲，准确测量根管长度；③去除根管中上段的管壁阻力，便于根管中下段的探查与疏通；④防止根管预备时器械过度弯曲疲劳，减少器械分离的发生。

用于根管口及根管中上段敞开的器械较多，除了传统的 G 钻或 P 钻外，每套镍钛系统都配有相应的根管中上段敞开锉，在临床工作中可根据医师的临床操作习惯配用，并非每种镍钛根管敞开锉只可用于本镍钛系统。下面介绍几种临床常用的根管中上段敞开锉。

一、G 钻（P 钻）的特点及使用方法（图 3-39）

1# G 钻——50# K 锉（最宽处截面直径 0.5mm）

2# G 钻——70# K 锉（最宽处截面直径 0.7mm）

3# G 钻——90# K 锉（最宽处截面直径 0.9mm）

4# G 钻——110# K 锉（最宽处截面直径 1.1mm）

5# G 钻——130# K 锉（最宽处截面直径 1.3mm）

6# G 钻——150# K 锉（最宽处截面直径 1.5mm）

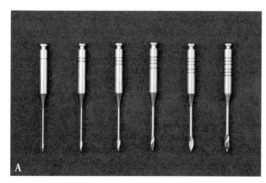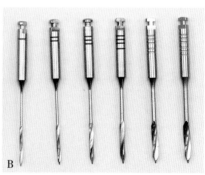

图 3-39
A. G 钻　B. P 钻

根管中上段敞开时，可采用 1#、2#、3# G 钻或 P 钻进行逐步后退操作，4#、5#、6# 一般用于根管口的敞开，以便于锉的进入。如果根管较细，在 1#、2#、3# 进行逐步后退操作后可再行 3#、2#、1# 逐步深入操作（图 3-40）。但使用时切忌下压力量过大，以免产生台阶，应顺根管走行向下深入，上提（出根管口）时向根管外侧方向提拉，切割根管外侧壁。

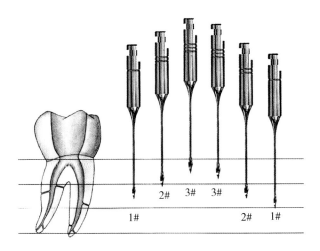

图 3-40 G 钻用于根管口的敞开

二、Sx 镍钛锉特点及使用方法

Sx 为变锥设计的镍钛锉即从锉的尖端到柄端不同部位锥度不同(图 3-41)。Sx 的尖端较细,D0 直径 0.19mm,尖端 3~4mm,锥度小,非常柔韧,利于器械进入根管口,对根管口的探寻起到很好的引导作用。Sx 中上段的锥度大及直径较大,使得器械的主要切削受力部位集中在中上部,可减少器械分离的几率,使用较为安全。使用时,器械旋转运动过程中深入根管,遇阻力时停止,沿根管侧壁(前牙沿颊舌侧;后牙为远离根分叉侧)侧方加压上提,以"刷"的方式去除根管中上段的弯曲(图 3-42)。

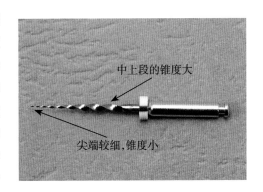

图 3-41 Sx 镍钛锉

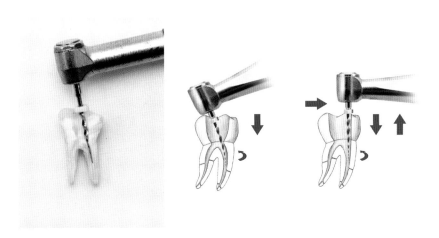

图 3-42 Sx 以"刷"的方式去除根管中上段的弯曲

三、等锥镍钛根管口敞开锉

许多镍钛根管敞开锉的设计为大锥度、大号数镍钛锉。常采用 D0 直径 0.35mm 或 0.4mm（相当于 35# 或 40# K 锉）锥度为 0.08~0.12 的镍钛锉。一般切割刃设计较短，器械直径较粗，尖端为安全引导尖，如 Profile OS Orifice Opener、VDW introfile、PreRace 和 Vortex Orifice Opener 等。它们的临床操作方法同 Sx。

（江千舟　杨　群）

第四节　根管的疏通

在使用镍钛锉进行根尖段预备前，首先需要疏通根管。在临床中最常使用 8#、10# K 锉或扩大针进行根管的疏通。近年，不同的镍钛疏通锉的出现，极大地方便了细小弯曲根管的疏通与预备。

一、常见根管的疏通

（一）小号不锈钢器械的使用

使用 8#、10# K 锉疏通根管是根尖段预备的第一步，对于细小弯曲的根管可先根据根管形态，参照 X 线片上根管的弯曲度来预弯器械，携带 EDTA 凝胶旋转插入根管（旋转角度小于 30°），反复提拉、伸入，直到预弯的器械到达工作长度能够无明显阻力的进出（图 3-43）。预备过程中应当大量使用冲洗液，每换大一号的器械就用小一号的器械回锉，这样可以去除根尖区碎屑，防止牙本质碎屑栓塞、通畅根管。C 先锋锉在 K 锉的基础上改良材料，增加了器械的硬度。它的硬度较普通不锈钢锉高，常用于钙化根管的疏通。它的使用方法与常规不锈钢 K 锉一样（图 3-44）。

（二）等锥度旋转镍钛疏通锉

1. Pathfile 镍钛锉（图 3-45）　Pathfile 镍钛锉分为三根，尖端直径分别相当于不锈钢锉的 13#、16# 和 19#，锥度为 0.02，与手用不锈钢 K 锉相同，因而柔韧性很强。当 10# 手用不锈钢 K

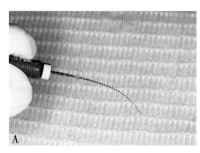
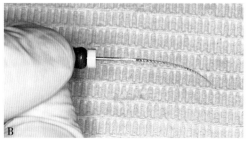

图 3-43　器械的预弯

A. 预弯器械　B. 预弯器械，携带 EDTA 凝胶

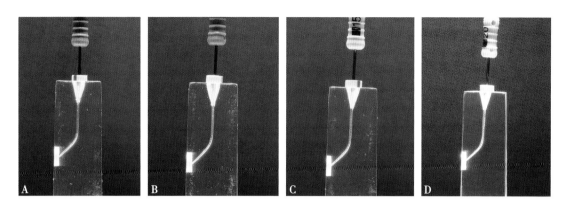

图 3-44　K 锉疏通根管

A. 8# 锉　B. 10# 锉　C. 15# 锉　D. 20# 锉

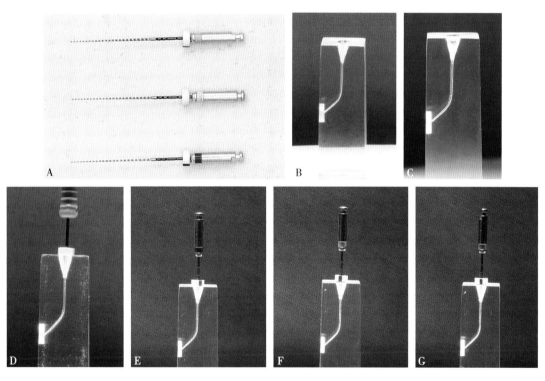

图 3-45　Pathfile 镍钛锉的应用

A. Pathfile 镍钛锉　B. 原始树脂根管　C. Pathfile 疏通后的树脂根管　D、E、F、G. 分别为 10# 锉、Pathfile 镍钛锉进行根管预备的顺序

锉疏通达根尖后可采用 13#、16# 和 19# Pathfile 镍钛锉进行细小弯曲根管的疏通,可减少弯曲根管的偏移,防止台阶的产生,同时减少手疲劳。

2. Scout Race 镍钛锉　Scout Race 镍钛锉分为三根,锥度同样为 0.02。尖端直径分别为 10#、15# 和 20#,使用方法同 Pathfile。

3. 由于这些锉的材料性能及设计不同,其性能也有所不同,有研究表明:

抗弯曲引起的折断:Scout Race>Pathfile>C 锉。

最大扭距:C 锉 >Pathfile>Scout Race。

抗器械疲劳:Pathfile>Scout Race>C 锉。

二、细小弯曲根管的疏通

细小弯曲根管常见于上颌磨牙近中颊根、下颌磨牙的近中根及远舌根等,预备弯曲根管的基本方法和注意事项包括:①尽量揭全髓顶,去尽钙化牙本质三角,建立直线通路。②小号器械使用前预弯。③细小弯曲钙化根管使用小号锉(6#、8# 锉)疏通,注意冲洗并使用润滑剂。不要过度旋转器械,每次来回旋转角度为 30°~60°。④必要时可以使用中间号锉如 Pathfile 13#、16#、19#。⑤每次使用前后都检查器械,避免使用螺纹松解变形的器械(图 3-46)。

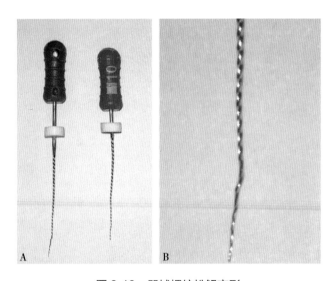

图 3-46　器械螺纹松解变形

三、台阶的疏通

根管预备过程中常常出现台阶,临床上主要表现为器械无法达到工作长度,器械尖端有抵住平台一样的感觉。由于台阶的存在,根尖部分无法被清理和充填,往往导致炎症的持续存在。台阶的形成原因很多,比如没有建立足够的直线通路、预弯方向错误、跳号预备、去除旧充填材料时选择锉号过大、根管内碎屑堵塞等。一般而言,台阶主要处于弯曲方向的对侧,在根管预备过程中首先要避免上述不当的操作,避免台阶的形成。若已形成台阶,应使用预弯后的小号器械沿着根管方向轻微旋动,探查根管直到探及原通路。小号锉找回原根管方向后,保持锉在根管中,采用小幅度上下提拉的方式消除台阶,辅助使用 EDTA 凝胶和大量冲洗,防止根管堵塞。以此方式逐步换大号器械越过台阶,直到 20#,再使用大锥度镍钛器械来消除台阶(图 3-47)。

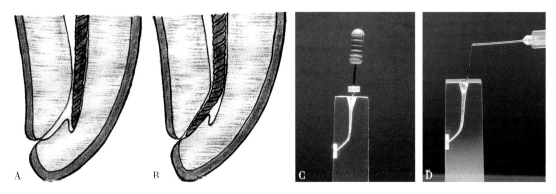

图 3-47　台阶的疏通

A. 台阶的形成　　B. 台阶疏通　　C. 10# 锉疏通　　D. 冲洗

（江千舟　何丰鹏）

第五节　根管的清理和成形

根管预备是根管治疗中清除根管内感染物质的操作,包括根管清理和根管成形两个方面。根管清理是使用机械化学等方法清除根管系统内的感染物质如坏死的牙髓、细菌及其毒性代谢产物。根管成形是指将根管系统预备成规则的形态,以便于后续的充填治疗,预防再感染。

一、根管预备过程中的几个原则

1. 根管的预备需要有准确的长度和标志点。
2. 根管预备过程中需要保持根管内湿润。
3. 根管扩大过程中,每换大一号的器械之前,都应该用小号锉疏通,并进行大量冲洗。
4. 按照每套器械的说明要求,按器械的顺序预备。

二、工作长度的确定

在疏通根管、敞开根管中上段之后,首先应该确定根管的长度,即工作长度。工作长度是指冠部参照点至根尖最狭窄处的距离,也是根管治疗中要被清理和成形的区域。其冠部参照点可为洞缘、边缘嵴、牙尖等;止点为根尖最狭窄处,通常为牙本质牙骨质交界处(图 3-48)。

工作长度的确定主要有电测法和 X 线片法。电测法是利用根管长度测量仪的读数来确定根管长度的方法,准确率最高,一般研究报道准确率在 90% 以上。X 线片法则是通过拍摄插针片来判断根尖长度的方法,直观但误差较大,并且有一定的技术敏感性。目前临床上多采用两种方法结合来判断(图 3-49~图 3-51)。

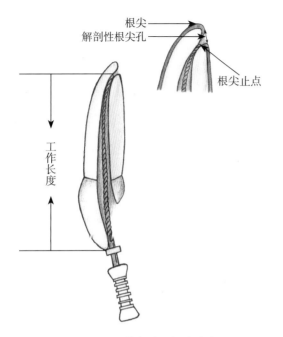

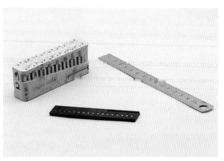

图 3-48　工作长度及根尖止点

图 3-49　根管治疗中的测量尺

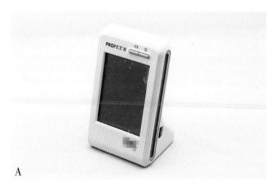

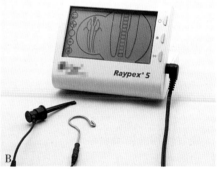

图 3-50　根管长度测量仪

A. Dentsply PROPEX II 测长仪　　B. VDW Raypex 5 测长仪

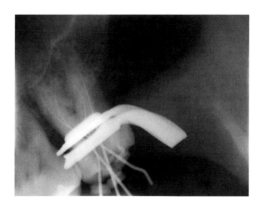

图 3-51　X 线法测量根管工作长度

三、工作宽度的确定

工作长度确定之后需要确定根管应当预备的号数,达到根管清理成形的目的,同时利于根管充填操作,最终根管被预备的大小称之为工作宽度。简而言之,工作宽度是指根管应当被扩大的程度。确定方法为:①以初尖锉测量根尖孔大小为参照,将其扩大三个器械号数定为主尖锉大小;②采用平均根尖孔的大小来计算主尖锉的大小(图 3-52)。细小根管(如上后牙颊侧根管、下后牙近中根管)预备至 35#;粗大根管(如前牙根管、上后牙腭侧根管、下后牙远中根管)预备至 50#。不同学者的研究结果存在差异,Weiger 等的研究显示,根尖预备至初尖锉直径 +0.60mm,98% 的病例可实现圆形根尖预备。磨牙的腭根管 / 远中根管预备至初尖锉直径 +0.40mm,78% 的根管壁可完全预备;磨牙的近颊根管 / 远颊根管 / 近舌根管预备至初尖锉直径 +0.30mm,72% 的根管壁可完全预备。Hecker 等的研究显示,双根管的上颌前磨牙和下颌前磨牙根尖预备至初尖锉直径 +0.30mm,71%~75% 的根管壁可完全预备;而预备至初尖锉直径 +0.40mm,可达到 81%~96% 的根管壁完全预备。单根管的上颌前磨牙根尖预备至初尖锉直径 +0.30mm 仅 37% 的根管壁可完全预备;而预备至初尖锉直径 +0.40mm,预备的根管壁面积可达到 63%。因此,他们认为单根管的前磨牙应预备至 60#~70#,双根管的前磨牙应预备至 40#~50#。

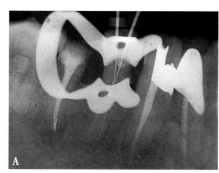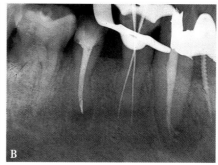

图 3-52
A. 根管预备前初尖锉片　B. 根管预备后主尖锉片

四、根管锥度的确定

根管成形一般依赖于根管锉的锥度,根管锉锥度设计主要目的也是成形根管,方便充填。一般手用的不锈钢锉锥度为 0.02,非标准的镍钛锉锥度一般在 0.04~0.08,有的大锥度镍钛锉上段可以达到 0.08~0.12 的锥度,但是目前有学者不推荐使用过大锥度的镍钛锉成形根管,防止根管内壁的过度切削而导致的牙本质壁抗力下降。多数学者推荐根管成形一般选择 0.04~0.06 锥度。

五、根管清理

正确的根管预备是在尽量维持根管原有形态的前提下,达到完善的清理效果。一般而言,牙髓炎患牙,根管内细菌等微生物数量较少,在初尖锉的基础上扩大三个器械号数可以基本完成根管的清理；根尖周炎或者开放过的患牙，根管壁牙本质小管里面存有大量细菌，仅仅扩大三个器械号数可能不够，需适当增加主尖锉号数，同时整个预备过程中应结合超声冲洗等方法加强清理效果（图3-53）。

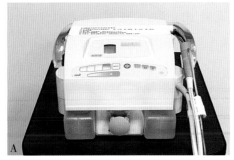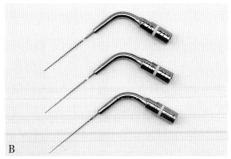

图3-53　超声冲洗设备

A. 超声仪　B. 超声震荡锉

六、特殊形状根管的预备

一些特殊根管，如前磨牙的双根管（图3-54）及下颌第二磨牙的C形根管（图3-55），其不规则的峡区结构使得根管系统难以清理或者容易被过度切削。因此，在根管预备中应当更保守，以防止侧壁穿孔，必要时根管清理可以辅助以超声器械和化学溶液冲洗。根管峡区部分最好采用小号K锉反复清扫，尽量避免使用大锥度镍钛器械，否则极易发生穿孔。使用小号锉以及大量高浓度次氯酸钠溶液配合超声冲洗是峡区清理的有效手段。

七、根管预备后的检查

检查器械上带出的碎屑可以初步判断根管是否清理干净，如果镍钛器械上带出感染物质，则我们还需要再进行大一号锉的预备并且加强冲洗；如果器械上切削物为白色的牙本质碎屑，则表明大部分的根管已经得到了清理（图3-56）。

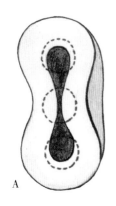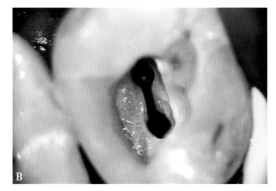

图3-54　双根管峡区

A. 示意图　B. 牙体实物图

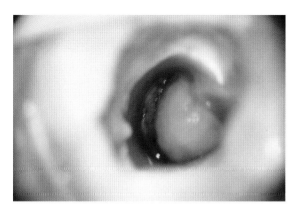

图 3-55　C 型根管

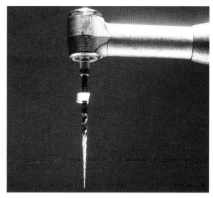

图 3-56　镍钛锉上带白色的牙本质碎屑

临床上还可以采用高浓度（浓度 >2% ）的次氯酸钠冲洗液来检查根管的清洁程度。若用次氯酸钠冲洗、浸泡时根管内仍有大量气泡逸出，则表明根管内仍存在感染物质，需进行进一步清理，直至根管内无气泡逸出。

使用镍钛器械完成根尖区的预备后，还需要检查根管的预备情况是否符合根管充填标准，必要时可以辅助手用器械进行修整成形。可用以下标准判断：主牙胶尖能顺利地达到工作长度；X 线片上主尖到达根尖；是有卡住感以及回拉感；且有明显根尖止点（图 3-57）。

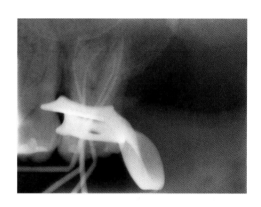

图 3-57　根管预备后的试尖片

（张晓蓉　吴青松）

八、镍钛根管预备中常见的并发症及预防

1. 根管偏移、台阶形成　主要表现为预备前后根管长轴的方向不一致。预防措施为在预备前要开髓充分，获取直线通路，并选择合适的器械，通过减少器械应力来预防根管偏移、台阶的产生。

2. 根管壁侧穿　主要指预备中器械偏离根管长轴，并且过度切削根管壁，引起侧壁穿孔。预防措施为在根管预备前需对根管形态进行探查，熟悉根管形态，选择合适的器械和恰当的预备方法，可以减少或者避免根管壁的侧穿。

3. 器械分离　具体详述见第四章。

4. 根管堵塞　主要产生原因是预备中切削的牙本质清理不彻底，被推向根方，并被根管预备器械压紧，引起根管堵塞，导致根管工作长度丢失。充分的根管冲洗可有效地预防根管堵塞。每换一根锉，进行足量的冲洗，至少每根管 3ml，并用小号锉疏通。

5. 根尖孔敞开　确定工作长度，并在预备过程中进行反复校正，避免过度预备根尖孔。

（张晓蓉　吴青松）

第四章

根管预备中的器械分离

第一节　概　　述

　　镍钛机用根管预备器械因其超弹性广泛应用于临床。与不锈钢根管预备器械相比，镍钛机用根管预备器械的优点在于高效、保持根管原始形态、形成良好锥度，达到更理想的治疗效果。但是不可回避的问题是易发生器械分离，且分离前往往没有任何征兆。

　　由于根管系统的复杂性，根管内器械分离是根管治疗中常见的并发症之一，从远期疗效来看，根管内分离的器械有些被充当根管内充填物，并不影响根管治疗的预后效果，但也是导致根管治疗失败的一个因素。由于在取出分离器械的过程中往往会造成新的并发症，如根管侧穿、牙根折断等，因而在判断是否取出根管内分离器械时，要结合患者的综合体征、患牙的病情、根管的形态、分离器械的位置、术者的技术等综合考虑，选择合适的治疗方案。

　　镍钛器械在制造过程中，其内部和表面可能已经存在许多的缺陷，这在一定程度上导致了器械的分离。近年来，一些新材料的出现、制作工艺的改进和表面处理技术的应用，改善了镍钛器械内部和表面性状，增加了弹性，提高了抵抗分离的能力，有效地减少了器械分离的发生。

第二节　器械分离的类型

　　镍钛根管器械的最大缺点是易分离，且分离前往往无任何征兆，给治疗带来了很大困难。根据镍钛器械分离的特点将其分为两类：扭转折断分离和疲劳分离。

　　1. 扭转分离的发生原因是由于镍钛器械在根管内被卡住时，机动马达仍在转动，当器械旋转超过了金属的弹性限度时造成器械分离。在分离的器械表面可以见到解螺旋、反向弯曲、反向弯曲并伴有紧致螺纹等器械变形现象（图 4-1）。

　　2. 金属疲劳分离则是指在自由旋转的情况下发生的分离，分离的器械表面呈现一个锋利而不伴有任何缺陷的断裂，不会预先出现形变（图 4-2）。据学者研究报道镍钛器械分离中高达 70% 是金属疲劳分离，分离的原因是金属局部出现应力集中产生疲劳。

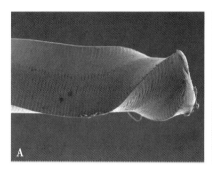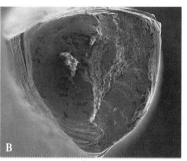

图 4-1 器械扭转分离

A.器械扭转分离时出现反向螺纹 B.扭转分离器械的横截面

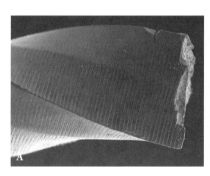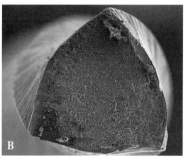

图 4-2 器械疲劳分离

A.器械疲劳分离时螺纹不变 B.疲劳分离器械的横截面

第三节 器械分离的原因

器械分离发生的原因很多,主要同牙齿的解剖特征、器械本身的特点及操作者的手法等相关。

(一) 解剖学因素

主要受患牙的位置、根管的粗细、根管的弯曲程度等影响。

1. 患牙的位置 器械分离发生率磨牙高于前牙,尤其易于发生在下颌磨牙近中根管(图 4-3)。

2. 根管的粗细 在临床上钙化、堵塞、细窄的根管发生器械分离的概率明显高于通畅、粗大的根管(图 4-4)。

3. 根管的弯曲角度和半径 目前学者们多用根管弯曲角度和根管弯曲半径 2 个指标来反映根管的弯曲情况。弯曲半径越小,根管弯曲越严重。因而当弯曲半径减少时,器械的应力和扭转力增加,易发生折断(图 4-5)。临床上镍钛器械的分离多发生在弯曲度大于 30° 的根管,且位于弯曲处以下。

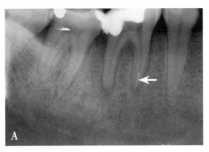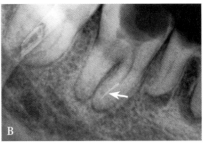

图 4-3　下颌磨牙的器械分离

A. 46 近中颊根尖的分离器械　B. 47 近中颊根尖的分离器械

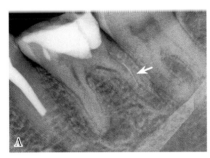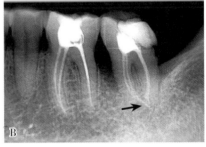

图 4-4　细小根管的器械分离

A. 36 远颊根狭窄所致器械分离　B. 37 近颊根狭窄所致器械分离

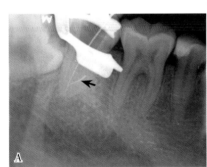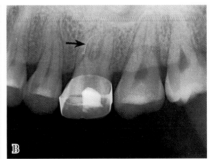

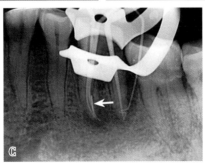

图 4-5　弯曲根管的器械分离

A. 26 近颊根弯曲所致器械分离　B. 47 近中根管弯曲所形成的器械分离　C. 36 近颊根弯曲所致器械分离

（二）器械因素

镍钛器械的直径、锥度、横截面设计、机用马达的转速等都会影响器械分离的发生率。

1. 器械的直径　小号锉易于发生扭转分离。大号锉更容易受弯曲疲劳的影响发生疲劳分离。

2. 器械的锥度　有学者研究认为 0.06 锥度比 0.04 锥度更易分离；变锥度器械分离率稍高且常突然分离，而单一锥度器械常表现为解螺旋形变。

3. 横截面设计　核心钢量越大抗扭力能力越强，但是在预备弯曲根管时受到的压力更大，更易发生疲劳分离。

4. 机用马达的转速　不同的机用器械可能被推荐用不同的旋转速度，较快的转速会使器械的寿命减短，因而低转速将会提供器械较长的临床寿命和降低分离几率。

（三）医师的操作因素

医师的经验不足或操作不当，使用镍钛器械前未进行检查评估都容易导致器械分离。

第四节　镍钛根管器械分离的预防

1. 医师的操作前培训　医师在进行临床镍钛根管预备治疗前必须接受规范化的培训，了解各种镍钛器械的特性，掌握镍钛器械使用的基本步骤，在离体牙上（有条件最好在仿头模上）进行反复操作训练，熟悉手感和力量。

2. 合理选择适应证　对于重度弯曲的根管要慎用镍钛器械，根下段严重弯曲的可以使用小号器械结合手用镍钛器械进行根尖段的预备（图 4-6）；钙化根管疏通前、有台阶形成的根管台阶消除前勿用镍钛器械。

3. 合理选择镍钛系统　临床上可供选择使用的镍钛系统非常多，根据设计特点有着不同的性能。研究表明采用热处理研制出的 R 相热处理器械及新研制的 CM 镍钛丝均有较传统镍钛锉更好的柔韧性和抗疲劳性，而 Hyflex CM 锉还具备预弯特性，在器械弯曲变形后经过

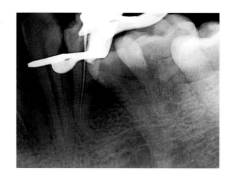

图 4-6　34 使用 8 # 锉预备根尖段

高温处理又可恢复到原来记忆形态，便于器械进入后牙弯曲根管中。临床医师应熟悉这些镍钛器械的特性，根据根管的具体情况合理选择镍钛系统。

4. 开髓充分、制备根管直线通路　使用安全车针使髓腔入口预备完全，解除冠部阻力；使用根管口成形器械去除牙本质领，减少根管上方的弯曲度，从而降低器械受到的阻力（图 4-7）。

5. 确定根管通畅　在使用镍钛器械前使用小号不锈钢 K 锉探查根管并疏通至 15# 以上。

6. 术前镍钛器械的检查　查看登记镍钛器械的使用情况及次数记录，有条件可以借助放大设备检查镍钛器械表面是否有缺口、微小形变等。

7. 合理选定机动马达及设定参数　使用厂家推荐的扭矩、转速。

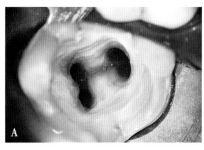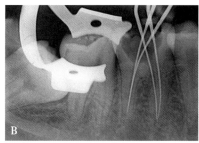

图 4-7

A. 去除龋坏后建立直线通路　B. 插锉显示直线通路

8. 正确进入及控制方向　建议先把镍钛器械轻轻放入根管内,后退至无阻力时,再启动马达进行预备,可以避免锉针尖端受损。在操作中手机头和镍钛器械的方向要与器械长轴保持一致,避免造成器械的过度弯曲;更要避免因突然改变器械的运动方向而造成的意外分离。

9. 控制力量　使用镍钛器械时,不建议向器械尖端施加过大的压力。而是轻轻接触上下移动,遇阻力时立即退出,换用小一号器械或改用手用器械疏通后再进行镍钛器械预备。

10. 润滑及大量冲洗　镍钛器械高效的切割效率导致大量的牙本质碎屑产生,所以需要润滑根管及大量的冲洗,防止根管堵塞,减少器械分离的发生。

第五节　器械分离的处理

(一) 分离器械取出术前分析

器械分离后,须对治疗难度进行分析,判断器械能否取出以及可能产生的并发症,并与患者进行充分交流沟通,取得患者的同意和配合。根据分离器械的长度、在根管内的位置以及器械分离位置的根管形态、根管大小、根管弯曲程度和弯曲方向、根管壁厚度等因素进行正确的评估,一般来说,分离器械位于根管中上段较易取出,位于根尖段及根管弯曲下方的取出就比较困难,强行取出可能造成侧穿、推出根尖孔等再次意外发生。所以要根据具体情况进行分析评估以确定相应的处理方法,避免在手术过程中造成新的意外(图 4-8)。

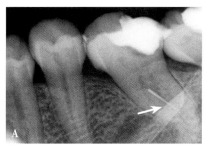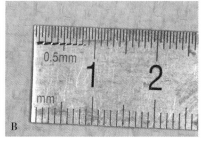

图 4-8

A. 器械分离术前 X 线片　B. 取出的分离器械

（二）处理方法

1. 显微超声取出 显微超声取出法是目前临床上应用最多的一种方法。手术显微镜具有放大和良好照明的优势,分离器械的断端在手术显微镜下呈一黑色亮点(图 4-9 B)。显微镜下用超声工作尖沿分离器械周围顺时针旋转去除周围的牙本质,暴露分离器械约 1/3 后,将超声工作尖的尖端靠在分离器械与根管壁间轻轻震动数秒后,分离器械可逐渐退出被卡住的根管部位,最后在水流的冲洗下流出根管。

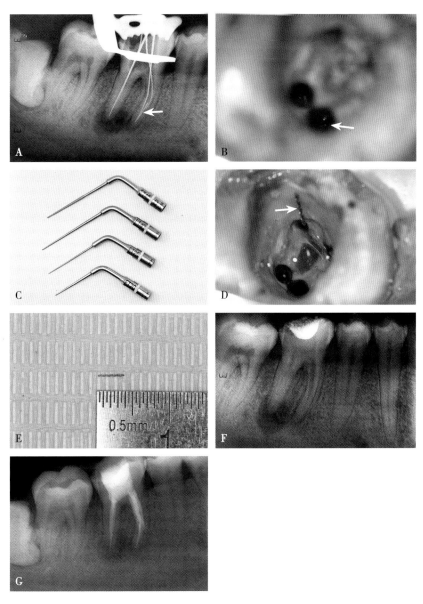

图 4-9 显微超声法取分离器械

A. 器械分离于 46 近舌根管根尖 1/3 段 B. 显微镜下观察到分离器械 C. 超声工作尖 D. 器械冲出根管,吸附于近中壁 E. 取出分离器械 F. 取出器械术后 X线片 G. 取出器械术后根充片

2. 套管取出　目前较先进的用于取出根内分离器械的是 IRS(instrument removal system)(图 4-10A)。建立通路后,用超声暴露出根管内分离器械冠方 1/3,用套管套住分离器械,将楔子插入套管就位,逆时针方向旋转楔子将分离器械锁定,提出套管和楔子,分离器械就随之取出。

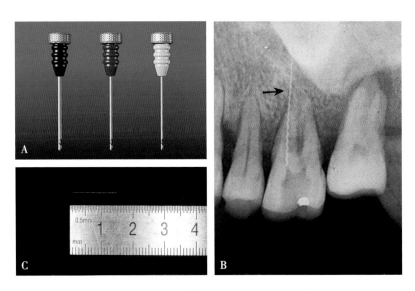

图 4-10

A. IRS 套管针　B. 46 近中颊根分离器械　C. 分离器械取出

3. 形成旁路　对于分离器械取出困难或者患者不能很好配合的病例,可以先用 EDTA 将分离器械周围的牙本质软化,然后用 10# 或 15# 甚至 8#、6# 细小的 K 锉在根管壁与分离器械间的空隙插入,约 1/4 圈来回旋转,绕过分离器械后,再换用大一号的锉扩大根管,最后到达根管的根尖部,完成根管的彻底清洁和严密充填(图 4-11)。

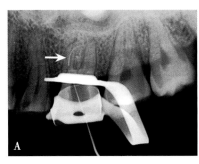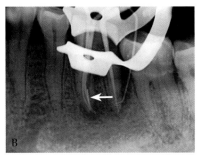

图 4-11　形成旁路

A. 26 近中颊根形成旁路　B. 46 近中颊根形成旁路

4. 根尖手术　当分离器械超出根尖孔时,常规的取出方法很难奏效。此时可采用根尖外科手术实行根尖切除及倒充填术(图 4-12)。

5. 追踪观察　对于根管内的分离器械,由于治疗条件限制或者取出困难的,又不能寻找到旁路疏通者,在没有引起急性症状时,也可追踪观察,暂不处理。若出现根尖周炎症的临床症状,可选择根尖外科手术治疗,也能取得良好的疗效(图4-13)。

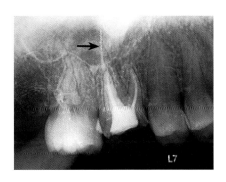

图4-12 腭根分离器械2/3超出根尖孔

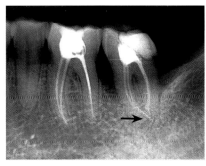

图4-13 47近中颊根分离器械保留至根管内

（闫 亮 王伟东）

第二篇 热牙胶根管充填技术

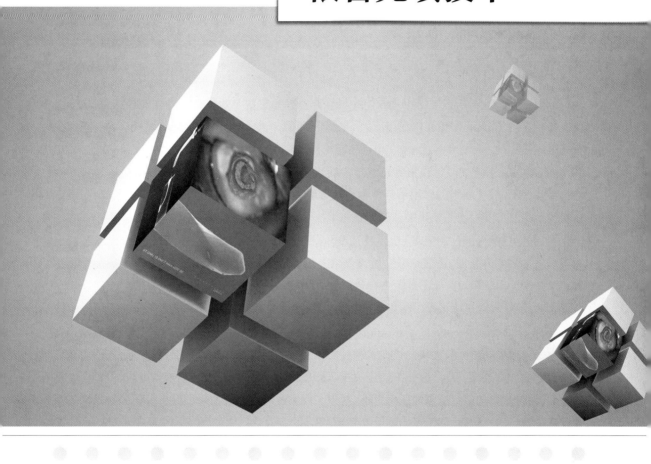

第五章

热牙胶根管充填技术的发展简介

Bowlnan 于 1867 年首先使用牙胶作为根管充填核心材料。牙胶具有良好的机械、物理性能及生物相容性,且具有加热软化和在压力下变形的特点。直至今日,人们仍将牙胶作为理想的根管充填核心材料。一百年后的 1967 年,Schilder 提出在根管内加热牙胶,并进行垂直加压,来"三维"地充填根管系统。热牙胶根管充填技术应运而生,该技术是利用牙胶加热软化后具有流动性的特点,使牙胶在压力的作用下顺应根管的复杂形态,随根管形态灌注到管腔各个部分,最终达到较理想的三维根管充填效果。热牙胶充填技术经历了:热牙胶侧压充填技术、热牙胶垂直加压充填、高温热塑牙胶注射充填、连续波充填、固核载体充填、机械热压充填、超声震动热牙胶充填等方法的演变与发展,目前临床上最为普遍采用的是热牙胶连续波充填结合高温热塑牙胶注射充填技术。本章将对近年出现的多种热牙胶充填技术进行阐述。

1. 热牙胶侧压充填技术　在冷牙胶侧方加压技术的基础上引伸而来的热牙胶侧压充填技术(lateral condensation technique of warm gutta-percha),主要利用携热器侧压牙胶尖,使主副尖软化融为一体形成同质牙胶团块。该技术通过加压使牙胶尖融为一体,增加牙胶充填量,因而充填更紧密。该方法改善了冷牙胶侧方加压法难以形成均匀的牙胶团块、易出现空隙、根管适应性差的缺点,同时侧向加压时所需的压力更小,避免了用力过大而引起的牙根纵折。但该技术增加了主牙胶尖移位的可能性,临床操作不便,因而应用不广泛。

2. 固核载体插入充填技术　固核载体插入充填技术(solid core carrier technique)的代表是 Thermafil 技术,1978 年由 Johnson 发明,十年后应用于临床。Thermafil 充填体是一种特殊的牙胶尖,由质硬且具有弹性的塑料核心和包裹其外的牙胶构成,塑料核心是牙胶的载体,其大小和锥度与同号的标准根管锉相一致。采用 Thermafil 充填技术时,将与主锉一致的 Thermafil 充填体置于 Thermafil 加热炉中进行热塑,热塑完成后取出,插入预备成型后的根管,在根管口上 2mm 处去除多余柄部,完成充填。与冷牙胶侧方加压充填技术在插入主牙胶尖后又要多次进行侧方加压添加副尖相比,Thermafil 可称得上是快速简捷的根管充填技术。Thermafil 具有操作简便、一次成形、对根管壁适应性好、临床 X 线评价成功率高的优点。对于规则的类圆形根管、较直的根管比较适用,但它本身也有不可避免的缺陷,不适用于不规则形、畸形或弯曲根管,对于卵圆形根管则需加用侧压充填。另外,由于碳棒核心的存在,再治疗时去除较困难。需要桩冠修复的牙根不宜使用,以免备桩时震松根充物,造成根管充填失败。

3. 机械热压充填技术　1979 年 McSpadden 引进了机械热压充填技术(thermomechanical compaction),基本工作原理是将装在手机上的充填针插入根管,高速旋转产热使牙胶软化具有流动性,同时借其旋转运动将牙胶向根尖推进以充填根管,然后保持转速缓慢退出,数秒可完成充填。虽然该技术具有操作快速简便的优点,但由于该法不适用充填细小弯曲根管,易折断器械,常有超充现象发生,同时该技术有产生热损伤的风险,因此还在不断的改良过程中。

4. 超声震动热牙胶充填技术　超声震动热牙胶充填技术(ultrasonic vibration in warm gutta-percha)是在冷牙胶侧方加压技术的基础上,运用特定的超声侧方加压器械,通过将超声能转化为热能来软化牙胶尖,使根管内的牙胶形成均匀的团块,故可取得较好的根管充填效果。目前该技术在临床中应用较少。

5. 热牙胶垂直加压充填技术　热牙胶垂直加压充填技术(vertical condensation technique of warm gutta-percha)主要是通过电携热尖软化根管中的牙胶,再用垂直加压器垂直加压热塑牙胶完成根管充填。早期由于该技术是间断加热充填,也称非连续波垂直加压充填技术或热牙胶分段充填法(warm sectional compaction)。1994 年,Buchanan 提出改良的热垂直加压技术称连续波热牙胶根管充填技术(continuous wave technique)是近年来应用最广泛的根尖 1/3 热牙胶充填方法。它的基本工作原理是选择合适的主牙胶尖放置于根管,准确封闭根尖,再通过加热装置对主牙胶尖进行冠根向连续加热加压,利用热牙胶流动效应产生的充填波一次完成根管的根尖 1/3 充填;它与冷牙胶侧方加压相比更能有效地充填封闭侧、副根管及有多个根尖孔等形态复杂的根管。体外研究表明连续波充填比传统的冷牙胶充填牙胶密度更大。

6. 热塑牙胶注射充填技术　1977 年,Yee 等报道了向根管中注射热软化牙胶的技术,其后经不断发展、改进产生了高温热塑牙胶注射充填技术(high-temperature thermoplasticized injectable,HTTI) 和低温热塑牙胶注射充填技术(low-temperature thermoplasticized injectable,LTTI),HTTI 技术的代表是 Obtura Ⅱ,LTTI 技术的代表是 Ultralfil。其基本工作原理是将 α 相(低温法)和 β 相(高温法)牙胶加热软化后注入根管内,牙胶在注射加压下既向根尖方向流动又向侧方流动,侧支根管的封闭性更好,充填后产生致密均匀的整体,体积稳定。因超充是热塑牙胶注射充填技术的缺点之一,目前多采用热牙胶垂直加压技术建立根尖屏障以防止超充,然后再注射充填。注射式热牙胶以其操作方便及与根管的高度密合性在临床上应用广泛。

连续波技术联合高温热塑牙胶注射充填技术是目前临床中最为普及的热牙胶充填技术。研究表明该技术的根管封闭效果明显优于冷牙胶侧压充填技术,既能有效避免超充,又能提高充填率。随着连续波充填技术的逐渐应用,相应配套设备也在不断更新。E&Qplus、BeeFill 2in1、Elements Obturation unit、BL 等热牙胶根管充填系统都将热牙胶连续波垂直加压根管封闭与热塑牙胶注射充填相结合制造成多功能根管充填系统,因附有温度指示器,可精确调控温度,临床操作安全简便且效率高,因而在临床中受到普遍欢迎。

(江千舟　孔媛媛)

第六章
连续波热牙胶根管充填的操作步骤

相对侧方加压充填来说,连续波热牙胶根管充填是一项全新的充填技术,虽然技术要求较高,但只要按步骤加以练习,操作者便可以熟练掌握相关器械及操作方法。本章从热牙胶充填的常用器械、主尖及糊剂的选择、热牙胶充填技术的操作步骤、特殊形态根管的热牙胶充填以及热牙胶充填的注意事项进行逐一讲解。

第一节　热牙胶充填的常用器械

热牙胶充填需要用到一些专用的器械,操作者必须熟练掌握这些器械的性能和使用方法才能进行安全有效的操作。

一、垂直加压器

热牙胶充填技术中的垂直加压器,分短柄和长柄两种。短柄垂直加压器形似根管扩大器,但无刃。工作端呈锥形,顶端为平头。锥度与根管锉规格相同,常用型号为 15#~40#,与 ISO 标准牙胶尖匹配;长柄垂直加压器工作端同短柄,但有与工作端呈角度的长柄;有不锈钢材质的,也有镍钛材质的,后者可用于特别弯曲的根管(图 6-1)。

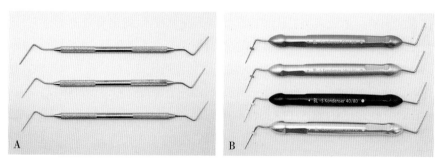

图 6-1　垂直加压器
A. 不锈钢垂直加压器　B. 镍钛垂直加压器

二、携热器

热牙胶垂直加压充填技术,最主要的进步就是加热源 System B 系统(图6-2)的开发,该装置可以持续向携热器尖端稳定地传送准确的热量,用来加热软化牙胶尖。携热器尖端温度在特定范围内可以设定,加热时携热器尖端温度可迅速上升;停止加热后,携热器尖端会迅速冷却至常温。

早期的携热器只可用于加热,后期随着热牙胶连续波充填技术的出现,携热器材质进行了改良,并将尖端改为平头设计,可使加热和加压同时进行(图6-3)。常规操作时,加热源温度设定为200℃,Power 值设定为 10。选择加热尖与主牙胶尖的锥度一致(F 尖适用于 0.04~0.06 锥度;FM 尖适用于 0.06~0.08 锥度;M 尖适用于 0.08~0.10 锥度;ML 尖适用于 0.10~0.12 锥度)。

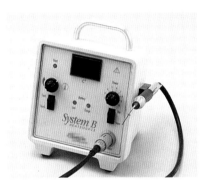

图6-2　System B 系统

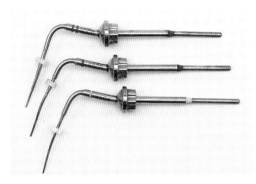

图6-3　携热器工作尖

三、热牙胶注射仪

热牙胶注射仪是将牙胶加热后注射到根管中上段完成根管充填的仪器。比较经典的热牙胶注射仪是 Obtura 系统。

Obtura 系统于 1977 年研发成功,1986 年命名为 Obtura 系统,目前使用的是改进后的 Obtura Ⅱ系统(图6-4)。它包括电加热仪、手枪式注射器、针头以及配套的牙胶颗粒(图6-5)。电加热仪能精确调控温度,一般在 150~180℃。热牙胶充填时,该仪器将 β 相牙胶加热,使其软化,用尖部合适的输送器(注射器)将其注入根管。配合选择合适的垂直加压器向根尖方向垂直加压来完成根管充填。

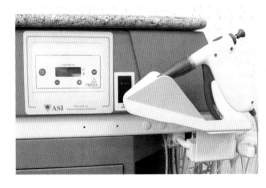

图6-4　ObturaⅡ系统

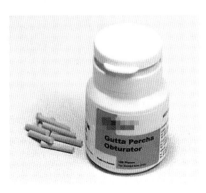

图6-5　热牙胶颗粒

四、连续波热牙胶充填二合一设备

目前市场上常见的连续波热牙胶充填设备有很多种,本章以下面几种设备为代表介绍仪器的设计特点和操作方法:

1. E & Q Plus 充填系统 E& Q Plus 由带有一个加热手柄和一个热牙胶注射仪的主机构成,是将 System B 系统和 Obtura Ⅱ热牙胶注射系统合二为一,用于热牙胶的连续波充填(图 6-6)。

2. BL 热牙胶充填系统 为韩国生产的无线化热牙胶充填机,操作方便,银针可 360° 旋转,耗材成本低(图 6-7)。

3. 德国 VDW BeeFill 2in1 充填系统 其中 BeeFill Pack 装置用于携热加压;BeeFill 用于注射牙胶。该系统可根据不同情况调整设置,配备牙髓活力测试功能,简单的操作界面,360° 可旋转工作的注射针头,手柄指示窗显示牙胶的剩余量(图 6-8)。

4. 美国 SybroEndo 2in1 充填机 该设备配有两个枪,其中 System B 枪提供携热器工作尖的加热和冷却,用于热凝和软化牙胶尖;注射枪提供牙胶材料的加热和充填(图 6-9)。

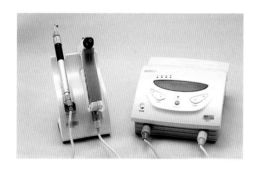

图 6-6　E & Q Plus 系统

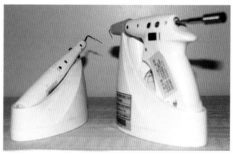

图 6-7　BL 系统

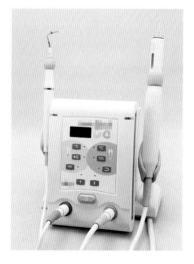

图 6-8　VDW BeeFill 2in1 系统

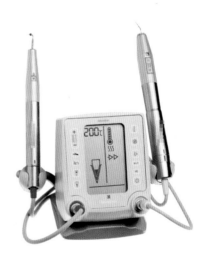

图 6-9　SybroEndo 2 in 1 系统

（王伟东　杨雪超）

第二节　主尖及根充糊剂的选择

　　根管充填是利用生物相容性的材料填塞、封闭已成形和清理的根管,达到阻止外界细菌和组织液进入、防止根管系统再感染的目的,从而为防治根尖周病创造有利的生物学环境。根管充填材料应当具有易操作、可以软化封闭根尖和侧支、无收缩、无渗漏、抑菌、不染色、不刺激根尖周组织、易取出、可消毒和X线阻射等性质。目前主要的根管充填材料为牙胶加根管糊剂。

一、主尖的选择

　　临床经常使用的牙胶分为两种:一为ISO标准牙胶尖,颜色、号数、锥度与器械的ISO标准相一致,多适用于侧方加压充填(图6-10);二为大锥度牙胶尖,是与大锥度旋转机用镍钛根管器械所设计相一致的牙胶尖,尖端直径和相同颜色的ISO标准器械相匹配,但是锥度不等,适用于热牙胶垂直加压充填技术(图6-11)。操作时,首先应该按照根管预备的长度和主尖锉的型号来选择合适的牙胶尖。热牙胶通常采用大锥度非标准牙胶尖作为主尖。主尖应当能够达到工作长度,尖端锥度与根管一致,回拉有阻力,牙胶尖尖部与根管尖1/3相接触并有根尖止点就表示牙胶尖

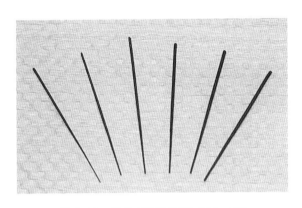

图6-10　ISO标准牙胶尖15#~40#

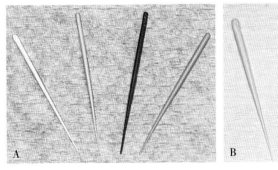
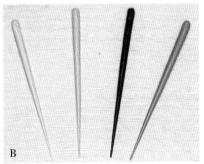

图6-11　大锥度牙胶尖
A. 0.04锥度牙胶尖15#~30#　B. 0.06锥度牙胶尖15#~30#

合适。X线片检查可见牙胶尖达到工作长度,牙胶尖与根管壁尖1/3紧密接触,上2/3存在空隙(图6-12)。如果牙胶尖能进入根管的长度超过工作长度,则表明可能过度预备或者主尖选择过小,根尖没有合适的止点,这时应当修整或者更换匹配的牙胶尖(图6-13);如果牙胶尖可以达到工作长度但是X线片上尖部1/3可以见到明显的空隙或者主尖扭曲,则表明主尖的号数或者锥度不匹配,需要更换更大号的主尖(图6-14);如果是牙胶尖太大而无法达到工作长度,则要换小一号的牙胶尖重新进行尝试。

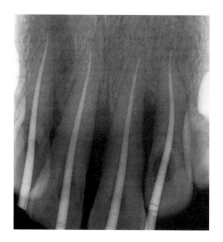
图 6-12 主牙胶尖与根管匹配

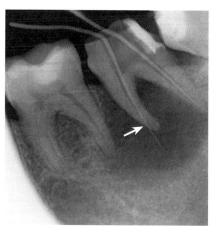
图 6-13 主牙胶尖过小导致超出根尖孔

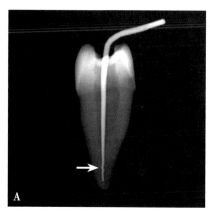

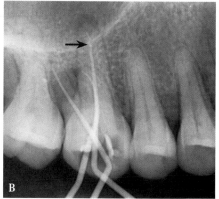
图 6-14 主牙胶尖过小与根管不匹配致根尖 1/3 扭曲

二、根充糊剂的选择

根充糊剂的作用是封闭牙胶和根管壁之间的间隙,充满根管内的不规则区域,能有效地提高根管充填的封闭性(图6-15),有些种类的根充糊剂有一定的杀菌作用。

目前常用的根管糊剂按其种类划分主要包括以下几类:

1. 树脂类糊剂 如AH-Plus(图6-16)。此类糊剂是目前应用较多的根管封闭剂,其特点为

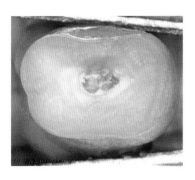

图 6-15　磨牙根充横截面上的根管糊剂

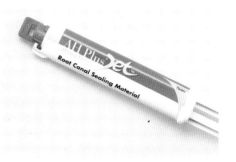

图 6-16　树脂类糊剂 AH-Plus

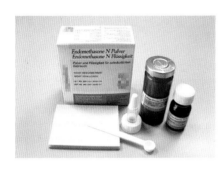

图 6-17　氧化锌丁香油糊剂 Endome-thasone

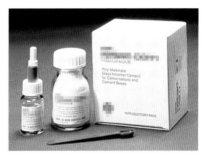

图 6-18　玻璃离子类糊剂 Ketac Endo

硬化后体积稳定、溶解性低、封闭性好、有抗菌能力、能与牙本质粘接并具有强 X 线阻射,其缺点是树脂类材料存在一定的聚合收缩,材料固化过程中可能会出现封闭剂与根管壁之间的间隙。

2. 氧化锌丁香油糊剂　如 Endomethasone(图 6-17)。此类糊剂是由氧化锌和丁香油加上若干成分(如麝香草酚酊、硫酸钡、多聚甲醛等)调制而成的,充填后逐渐硬固,有持续的消毒作用。缺点在于组织刺激性过大,并且可能会有牙本质染色,因此不适用于前牙。

3. 玻璃离子类糊剂　如 Ketac Endo(图 6-18)。此类糊剂的最大优点在于对牙本质的良好粘接性和生物相容性,缺点在于再治疗的时候会形成困扰。

4. 硅烷脂类糊剂　如 RoekoSeal(图 6-19)。此类糊剂是近年新研发的一类封闭剂,最大的优点是糊剂固化后体积不会收缩而是会有轻微的膨胀,使得其对根管系统的封闭性能更好,不过其与牙本质没有粘接性能。

5. 氢氧化钙类糊剂　如 Sealapex 则是氢氧化钙制剂。其优点在于其具有抗菌性能,但是由于氢氧化钙的降解释放,这类糊剂的长期性能堪忧。

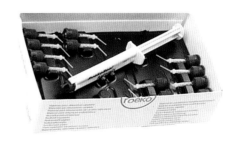

图 6-19　硅烷脂类糊剂 RoekoSeal

各类糊剂均有各自的优缺点,因此,选用根充糊剂时要扬长避短。

(王伟东　孙菁菁)

第三节　连续波热牙胶充填技术的操作步骤

连续波热牙胶充填技术是目前临床上应用最广泛的一种热牙胶充填技术,它将热牙胶垂直加压充填技术的多步加热和加压改良为加热加压同时完成,简化了充填步骤,提高了充填效率。具体操作步骤如下:

1. 选择携热器工作尖　根据预备后根管的粗细选择相应型号的携热器工作尖,要求工作尖能自由到达距根尖 4~5mm(有学者提出 3~4mm)的位置并能轻微接触根管壁,用橡皮片做好标记(图 6-20)。

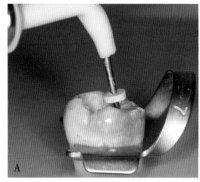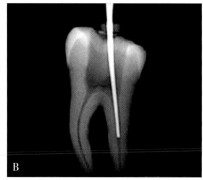

图 6-20　选择携热器工作尖

A.试携热器尖　B.工作尖在根内的位置

2. 选择垂直加压器　选择的小号垂直加压器应能自由到达距根尖 4~5mm(有学者提出 3~4mm)的位置并能轻微接触根管壁;中号垂直加压器应能自由到达距根尖 7~8mm 的位置并能轻微接触根管壁;大号垂直加压器应能自由到达距根尖 10~11mm 的位置并能轻微接触根管壁。用橡皮片做好标记(图 6-21)。

3. 试尖　选择非标准牙胶尖(如 0.04、0.06 锥度牙胶尖)作为主尖,型号一般与根管预备最大号的器械型号一致,能到达距根尖 0.5~1mm 处,主尖尖段与根管壁紧密接触。拍试尖 X 线片进行确认(图 6-22)。

4. 放置主尖及糊剂　将主尖的尖 1/3 蘸一薄层糊剂,缓慢插入根管内,左右旋转主尖,将糊剂均匀涂布于根管壁上(图 6-23)。

5. 去除根管口外牙胶尖　调节好携热器的工作温度,将携热器工作尖放置在根管口,启动加热源,去除根管口外多余的牙胶尖部分,用大号的垂直加压器在根管口向根方轻轻加压(图 6-24)。

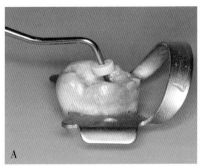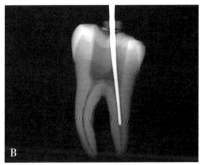

图 6-21　选择垂直加压器

A. 试垂直加压器　B. 垂直加压器在根内的位置

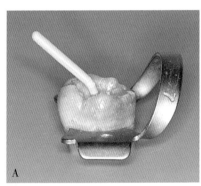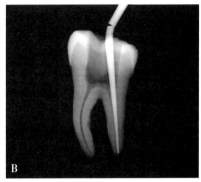

图 6-22　试尖

A. 试主尖　B. 拍试尖 X 片

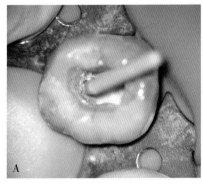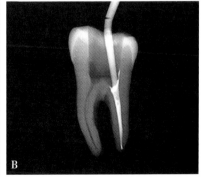

图 6-23　放置主尖及糊剂

A. 放置主尖及糊剂　B. X 线片下示主尖及糊剂的放置

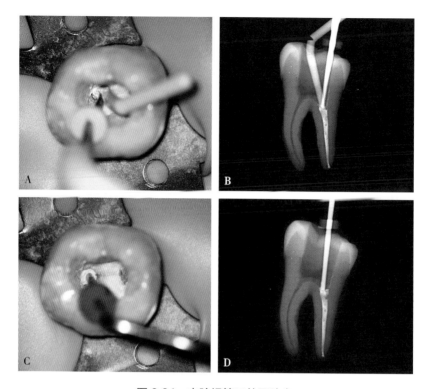

图 6-24　去除根管口外牙胶尖

A、B. 携热器尖去除根管口处的牙胶尖　　C、D. 大号垂直加压器轻轻加压

6. 连续波加压　将携热器工作尖向根尖加热加压至距根尖 4~5mm（有学者提出 3~4mm），关闭加热器，并在此位置保持加压状态 10 秒钟（图 6-25）。

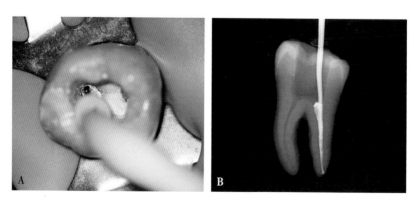

图 6-25　连续加压

A、B. 携热器加压

7. 退出携热器工作尖　开启加热器 1 秒钟，迅速退出携热器工作尖，带出中上段多余牙胶尖。用小号垂直加压器向下加压，完成根尖段的充填（图 6-26）。

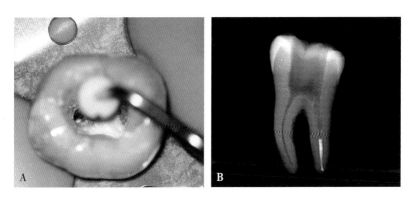

图 6-26　退出携热器工作尖

A. 垂直加压器加压　B. 根尖段的充填完成

8. 热牙胶根中上段的充填　在完成根尖段的充填后,使用热塑牙胶注射仪对根管中上段进行分层充填,一般分 2~3 次完成充填,每次充填均使用相应直径大小的垂直加压器进行加压。拍片确认充填效果(图 6-27)。

下面在树脂模块上展示热牙胶的充填步骤(图 6-28)。

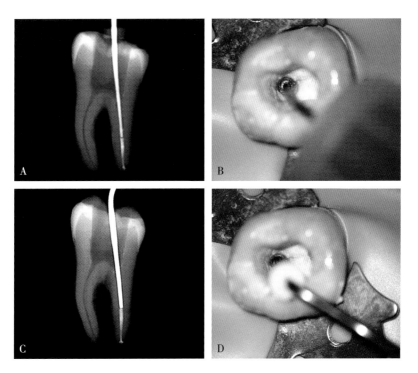

图 6-27　热牙胶根中上段的充填

A、B. 注射仪注射中段热牙胶　C、D. 垂直加压器加压

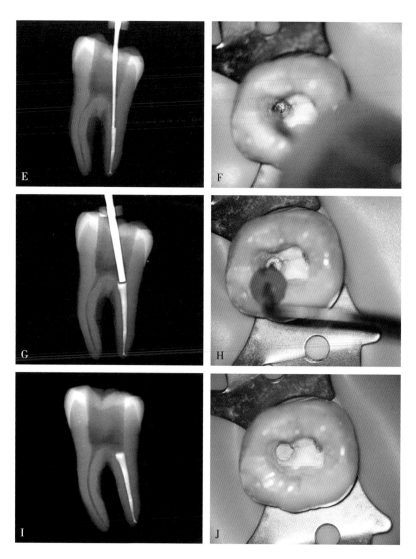

图 6-27（续）

E、F. 注射仪继续注射上段热牙胶　G、H. 垂直加压器加压　I、J. 完成根中上段的充填

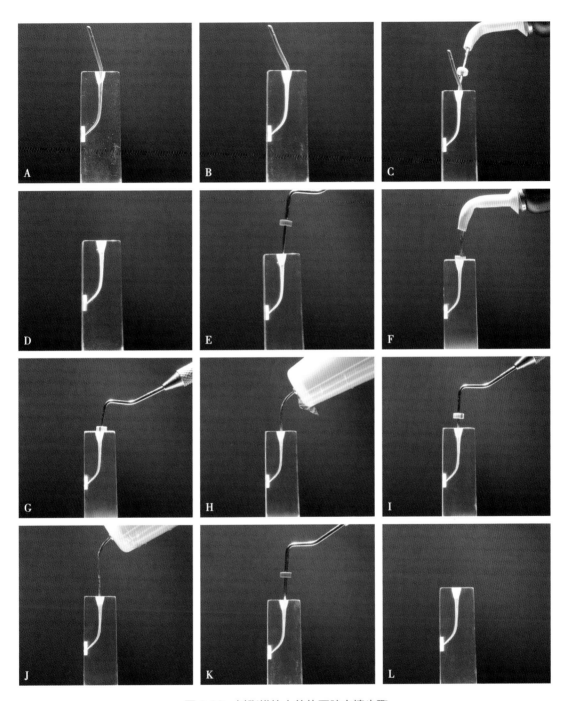

图 6-28　树脂模块上的热牙胶充填步骤

A. 试主尖　B. 放置主尖及糊剂　C、D. 去除根管口外牙胶尖　E. 加压器轻轻加压　F. 携热器连续波加热加压至根尖 4~5mm　G. 垂直加压器加压(完成根尖 4~5mm 充填)　H. 注射仪注射热牙胶 2~3mm　I. 垂直加压器加压　J、K. 重复 H、I 两步　L. 完成根中上段充填

（王伟东　何丰鹏）

第四节　特殊形态根管的热牙胶充填

　　根管治疗的目的是将根管系统严密封闭以防止根尖周组织的感染。而根管系统极其复杂多样化，一方面主根管的数目和形态异常多样化；另一方面，也存在很多侧副根管及根尖分歧、根管间交通支等解剖变异。对于这些变异根管，采用热牙胶充填牙胶往往能到达冷牙胶充填到达不了的狭窄区域，如根管峡区及根管间的交通支(图 6-29)。

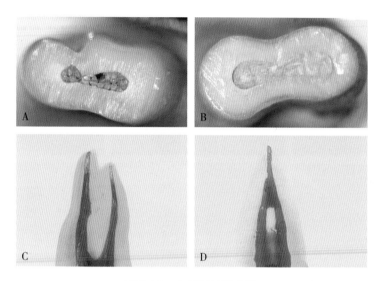

图 6-29　变异根管的充填
A. 冷牙胶充填(根管横断面)　B. 热牙胶充填(根管横断面)　C. 冷牙胶
充填(Micro-CT 重建)　D. 热牙胶充填(Micro-CT 重建)

一、特殊根管的充填

　　1. 单双管型　1 个根管在根中段或中下段分为 2 个根管(Ⅰ-Ⅱ型)；或 2 个根管在根中段或中下段，再合成 1 个根管(Ⅱ-Ⅰ型)；亦可在牙根中分而复合，合而复分，形成复杂的根管形态，再通过 1 个或多个根尖孔通出牙体外。这种情况下常规使用冷牙胶很难完成充填，而热牙胶就可以达到较好的充填效果。对于相对比较难充填的Ⅰ-Ⅱ型根管，先分别用连续波热牙胶充填下段的 2 个根管，然后再用热塑牙胶充填上方的 1 个根管，可以很好地完成根管充填(图 6-30)。

　　2. C 型根管　C 型根管最主要的解剖学特征是存在一个连接近远中根管的峡区，该峡区很不规则，很可能连续，也可能断开。热牙胶充填法可将加热软化的牙胶挤入峡区，在良好的根管预备和根管冲洗的基础上，充填效果好于侧向加压充填法(图 6-31)。

　　3. 弯曲根管　对于根管弯曲度较大特别是发生在根管中下段的弯曲，热牙胶充填法由于其良好的流动性可以将弯曲的根管严密充填(图 6-32)。

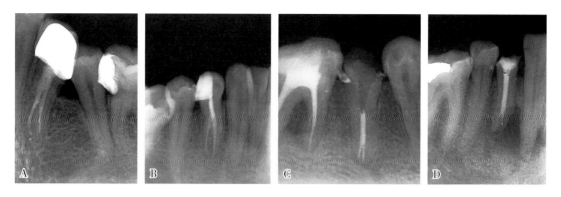

图 6-30　下颌前磨牙单双管型热牙胶充填病例

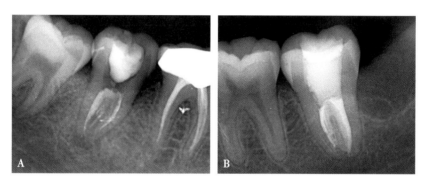

图 6-31　下颌第二磨牙 C 型根管热牙胶充填病例

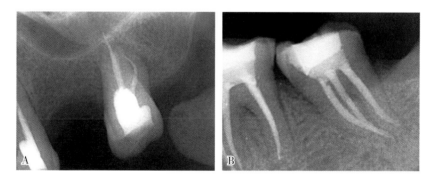

图 6-32　磨牙弯曲根管热牙胶充填病例

二、侧副根管等解剖变异的充填

主要包括副根管、根管侧支、根尖分歧、管间吻合、根尖分叉等。这些变异的根管系统由于极其细小,无法通过机械的方法进行预备成形,冷牙胶无法压入,而热牙胶的流动性则可以解决这一难题(图 6-33~ 图 6-35)。

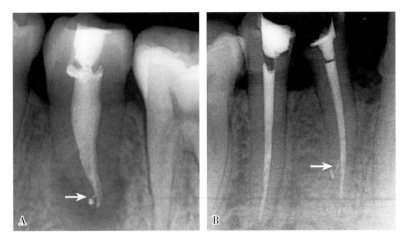

图 6-33　下颌前磨牙根尖分叉热牙胶充填术后片 2 例

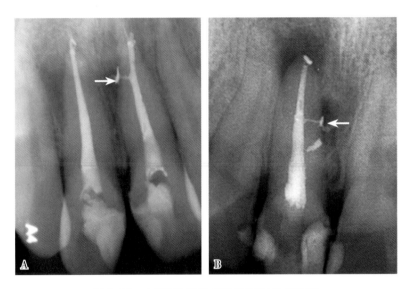

图 6-34　上颌前牙侧支根管热牙胶充填病例

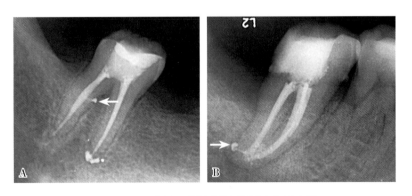

图 6-35　下颌磨牙侧支根管热牙胶充填病例

（王伟东　杨雪超）

第五节　热牙胶充填的注意事项

热牙胶充填技术由于具备操作简单、充填快速且致密的优点,得到了越来越多口腔临床医师的青睐,在临床使用过程中,应注意以下几点:

1. 主尖尖端直径大小应与根管预备主尖匹配,若主牙胶尖太细,当向根尖加压时会发生弯曲,导致根尖充填不密合(见图6-14)。若主牙胶尖太粗则牙胶尖无法达到工作长度。

2. 主牙胶尖锥度应与预备后的根管锥度相匹配。锥度过大,牙胶尖在根管中上段产生阻力,使手感产生误差而根尖段牙胶尖不能与管壁贴合。锥度过小,仅在根尖1mm与根尖孔匹配,根尖3~5mm段与牙本质壁间会有较大间隙。

3. 正确选择适合的携热器工作尖,避免热损伤。携热器工作尖尖端大小直径应与距根尖4~5mm(有学者提出3~4mm)处根管直径大小相匹配。携热器工作尖向根尖方向挤压深入时,应注意不与根管壁接触,以避免热损伤。

4. 携热器工作尖在根管内的停留时间应小于3秒,不应在固定位置滞留时加热,加热时应保持在根管内的连续运动。

5. 根管充填前需彻底干燥根管,防止根管内液体干扰,根管内若有残留液体将严重干扰携热器工作尖温度的上升和牙胶的软化程度。

6. 选择合适的携热器加热温度。根据牙胶尖材料性质选择合适的加热温度,携热器的加热温度一般设为200℃±10℃,温度过低不能软化牙胶,温度过高牙胶软化过度将失去三维充填所需的反压力,同时温度太高会造成牙周膜灼伤。

7. 携热器工作尖到达位置停止加热后,应继续保持充填压力直到根尖牙胶硬固,一般持续5~10秒,这样可以弥补材料在冷却过程中发生收缩。

8. 在牙胶逐渐冷却过程中,轻轻摇动携热器切断牙胶尖,牙胶完全冷却后重新加热1秒,使携热器工作尖与下方牙胶分离,防止取出携热器工作尖时带出主牙胶尖。

9. 根据充填牙胶的成分不同选择合适的注射仪加热温度,目前市面上注射子弹状牙胶成分有所不同,可根据厂家说明书上的要求设相应加热温度(150℃、180℃、200℃等)。

10. 注射仪注射前针头应与根尖端牙胶接触2~3秒,使牙胶软化,与注射牙胶充分融合,避免气泡产生。

11. 注射过程中应避免使用过大压力,以防止牙胶卷叠后垂直挤压到牙本质壁导致根管中出现空腔。

12. 试尖的主尖距离根尖1mm左右,在垂直加压过程中产生根向压力可使牙胶尖下行封闭根尖孔,避免超充。

（江千舟　王伟东）

第七章

根管治疗后的牙体修复

冠方微渗漏是影响根管治疗的关键因素,冠方封闭不严是导致根管治疗失败的重要原因,其影响与根尖微渗漏相同。文献报道,根管充填后如果根管口暴露于人工唾液和天然唾液中,冠部染色剂和细菌的微渗漏会明显发生,两天内会导致完全的细菌迁徙,染色剂渗漏可在短短3天内发生。根管治疗前的患牙大多已经经历了不同类型的牙体组织疾病,存在牙体组织不同程度的缺损。经过根管治疗后,剩余牙体硬组织的量进一步减少。及时修复缺损不仅是为了恢复功能和美观,也是为了保证根管治疗的疗效。因此,很多学者建议对于根管治疗后牙胶暴露于口腔30天以上者需行根管再治疗。

根管治疗后的修复,首先要保护剩余的牙体组织,使其免受进一步的破坏、避免折断;其次要防止根管系统的再感染,为根尖周病的愈合以及根尖周组织的健康创造条件;最终需恢复牙齿的结构和外形,恢复功能和美观。

一、根管口的封闭

根管充填结束后,根管口的处理是预防冠方微渗漏的第一步。处理根管口之前,必须将髓腔内多余的牙胶及根管充填糊剂彻底清理干净。

根管口处理的方式根据后期修复的需要可分为两大类,一类是不需要固位桩的根管处理,另一类是需要固位桩的根管处理。

前者是经过根管治疗后,剩余牙体组织有足够抗力和固位的病例,根管口可以直接封闭(图7-1)。为了获得良好的冠方封闭,一般可将牙胶充填至根管口下1~2mm处,然后用永久材料进行冠方充填。临床使用的根管口封闭材料有加强型玻璃离子水门汀、流动树脂等。选择根管口封闭材料的依据主要是根据材料的封闭性及冠方充填材料类型,树脂类和银汞合金都能取得较好的封闭性能,并可以与冠方永久材料固化成整体,形成短桩核结构,增加冠方材料的固位力。

后者则不用热牙胶充填根管中上段,直接用根管桩来充填根管中上段同时封闭根管口(图7-2)。由于根管治疗后牙齿剩余牙体组织有限,部分全冠的修复是建立在核修复的基础上的。患牙可以放置根管桩并制作基底核后全冠修复,也有些可以利用银汞合金或复合树脂直接完成堆核后进行全冠修复。

桩核的选择是依据牙体剩余组织的量决定。原则上牙体组织剩余量大尽量选择成品纤维桩,

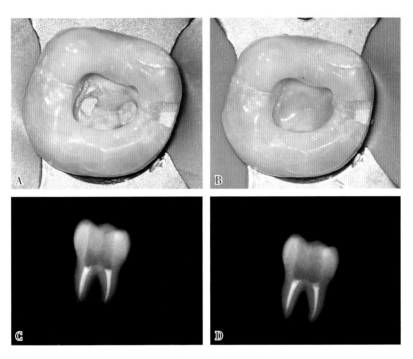

图 7-1 流动树脂封闭根管口

A、C. 根管口封闭前 B、D. 根管口封闭后

牙体剩余过少需选择铸造桩。桩本身并不能起到加强根管治疗后牙齿抗力的作用,桩核与根部牙体组织粘接只起到增强修复体固位力的作用,共同组成冠的基底修复体。

二、髓腔垫底

根管充填及根管口封闭后应进行髓腔垫底,既预防微渗漏,也可以提高牙体的抗折性能。垫底材料的种类和厚度都影响牙体抗折性(图 7-3)。有研究表明,垫底材料的选择依据是材料的弹性模量,与牙体弹性模量越接近越好,以达到抗折的

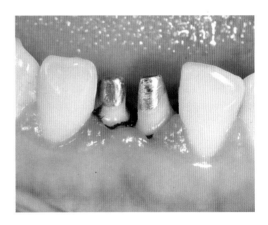

图 7-2 根管桩封闭根管口

要求。传统的垫底材料有磷酸锌水门汀、流动树脂、玻璃离子水门汀。目前临床多用玻璃离子水门汀和流动树脂类。虽然磷酸锌类的弹性模量和牙本质接近,但是由于它和牙体永久修复材料如复合树脂类结合差,所以临床上目前应用较少。对厚度而言,有研究表明,垫底材料厚度为洞深 1/4~1/2 时,牙体组织的抗折强度较高。

三、冠方牙体修复

牙体的修复有直接修复和间接修复。直接修复主要为直接充填修复,间接修复有嵌体、部分

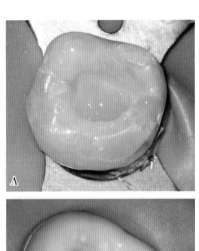
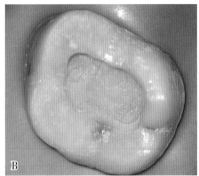
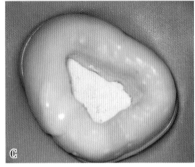

图 7-3　髓腔垫底
A. 流动树脂垫底　B. 玻璃离子水门汀垫底　C.磷酸锌水门汀垫底

冠、全冠、桩核冠等。

（一）直接修复

直接修复的材料常见的有银汞合金和复合树脂。银汞合金可以直接封闭根管口作为牙体的永久修复材料,银汞合金可以在椅旁实施桩核修复来直接恢复牙体(图 7-4)。复合树脂做永久修复时,根管口处理材料和垫底材料可以是流动树脂,也可以是玻璃离子水门汀。

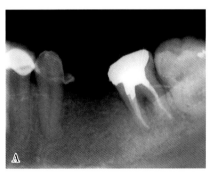
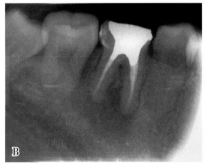

图 7-4　根管治疗后冠方牙体直接修复

（二）间接修复

间接修复体的选择依据是牙体缺损的大小。对于根管治疗后的牙体修复,由于剩余牙体组织较少,多数采用覆盖牙尖的高嵌体、部分冠或全冠。

1. 高嵌体或部分冠覆盖整个殆面，保护剩余牙体。在后牙覆盖牙尖的修复方式中，高嵌体是牙体预备较为保守的一种修复方式，也是目前微创牙科修复的要求。这种修复方式最大限度地保护了牙休组织，也最大限度地保持了牙体原来的外形，对牙龈牙周组织的健康损害最小（图 7-5）。

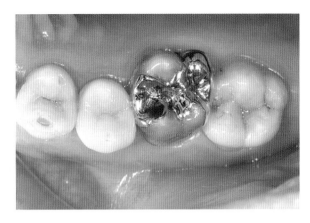

图 7-5　金属嵌体

椅旁 CAD/CAM 嵌体、高嵌体、部分冠等的修复，由于便捷、美观、稳定、适应性强等优点而备受牙医和患者的欢迎。椅旁 CAD/CAM 修复体邻面和接触区的恢复、咬合面和轴面外形的恢复能达到或超过常规间接修复体的要求（图 7-6）。系统精密度高，材料均质性高，技术敏感性低，质量稳定。根管治疗后的牙齿髓腔暴露，为 CAD/CAM 全瓷修复提供了更多的粘接支撑，特别适合制作嵌体冠、高嵌体、部分冠修复体。

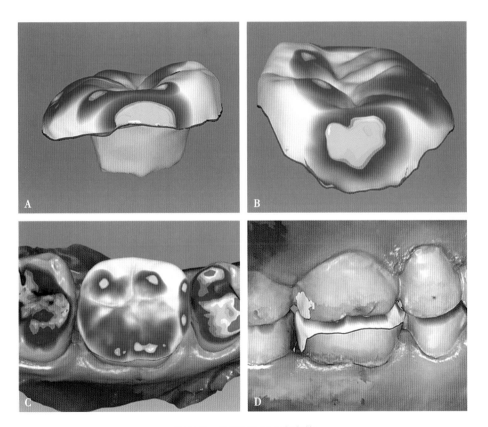

图 7-6　CAD/CAM 高嵌体

A.高嵌体近中邻面接触区　B.高嵌体远中邻面接触区　C.高嵌体的殆面观　D.高嵌体的颊面观

2. 全冠修复是传统的修复方式,覆盖全部牙尖,能有效减少牙冠劈裂的风险。利用冠部剩余牙体组织形成牙本质肩领,可以增加修复体的固位力和牙齿的抗力,对于修复体的预后非常重要。边缘龈以上的剩余牙体组织越多,根管治疗后全冠修复成功率越高。但是,全冠修复对技术的要求较高,不恰当的修复设计和制作,会增加患者继发龋和牙周病的患病率(图7-7、图7-8)。

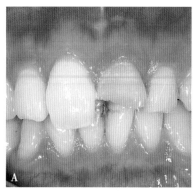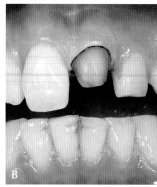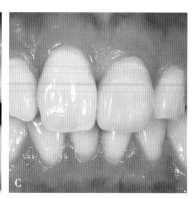

图 7-7 前牙全冠修复

A. 备牙前 B. 备牙后 C. 戴冠后

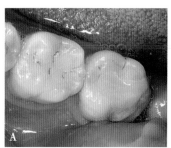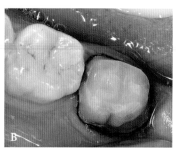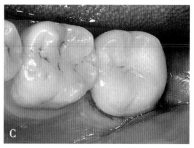

图 7-8 后牙全冠修复

A. 备牙前 B. 备牙后 C. 戴冠后

(张晓蓉 甘友华)

第八章
典型病例分析

一、重度弯曲根管的治疗

病例一(图 8-1):患者左下后牙因长期冷热不适前来就诊,术前 X 线片显示:38 颊侧龋损达牙本质深层,根尖无明显异常,近中根向远中重度弯曲。诊断:38 慢性牙髓炎。治疗时注意事项:超声去除根管口钙化物,敞开根管口,ISO 10# K 锉尖端 2mm 预弯,并在橡皮垫上标记预弯方向,记录器械进入角度方向,左右小幅捻动 K 锉疏通根管,直到可以达到工作长度。每次镍钛锉进入根管前均使用 ISO 10# K 锉疏通根管并采用次氯酸钠冲洗结合超声荡洗,防止产生台阶及碎屑堵塞根管(本病例使用 Mtwo 机用镍钛系统进行根管预备,BL 热牙胶系统充填)。

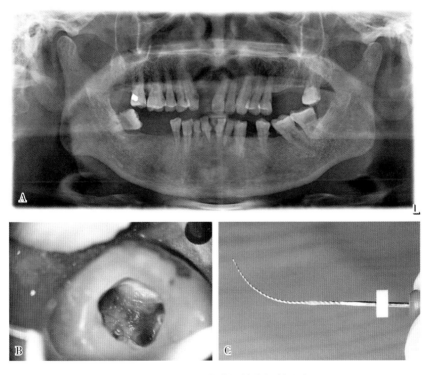

图 8-1　38 重度弯曲根管的根管治疗
A. 术前 X 线片　　B. 显微镜下髓室照　　C. 10# K 锉预弯尖端用于疏通根管

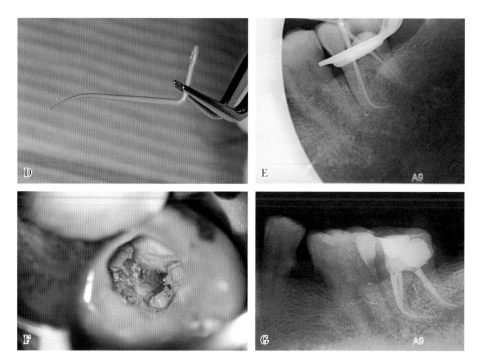

图 8-1(续)

D. 预弯主牙胶尖 E. 试尖片 F. 根管充填后髓室照 G. 术后 X 线片

病例二(图 8-2):患者自诉乳牙的早失导致恒牙的异位萌出,牙齿排列不齐。34 因牙髓炎就诊。X 线片示根管下段重度弯曲,本病例使用柔韧性较强的 Mtwo 镍钛系统进行根管预备,BL 热牙胶充填系统充填根管。在预备中每次换锉均使用 10# K 锉进行疏通和大量冲洗液冲洗,防止形成台阶或堵塞根管。

操作要点:①治疗前 X 线片是分析牙根根管形态重要的参考依据,本病例提示根管为重度弯曲根管;②治疗过程中为了避免产生器械分离均使用新镍钛锉,可降低器械分离的风险;③预弯 10# 不锈钢 K 锉尖端并沿弯曲方向疏通根管;④在预备过程中为了避免碎屑堵塞根管,每次镍钛锉进入前均使用小号器械疏通,并进行大量冲洗。

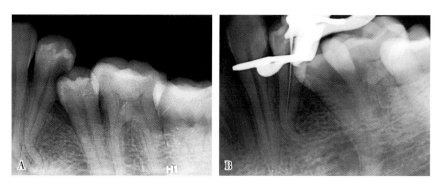

图 8-2 34 根尖 1/3 弯曲

A. 术前 X 线片 B. 10# K 锉预弯疏通根管

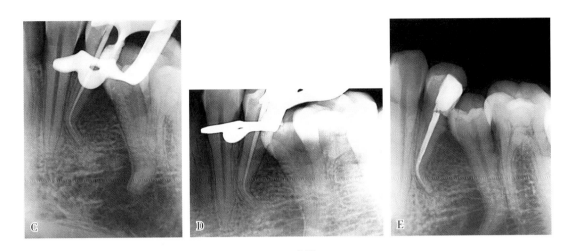

图 8-2(续)

C. 20/0.04 牙胶尖预弯试主尖(欠 1~2mm)　D. 重行预备后 20/0.04 牙胶尖预弯试主尖片　E. 根充术后 X 线片

二、S 形根管治疗

病例三(图 8-3):患者 24 因慢性牙髓炎行根管治疗,术前 X 线片显示 24 根尖无明显异常,牙根呈 S 形弯曲。治疗过程中采用 8#、10# K 锉疏通根管。Pathfile 根管疏通后,采用 Mtwo 进行常规的根管预备,超声荡洗去除根管内残髓及牙本质碎屑。根管消毒后采用热牙胶连续波充填根管。

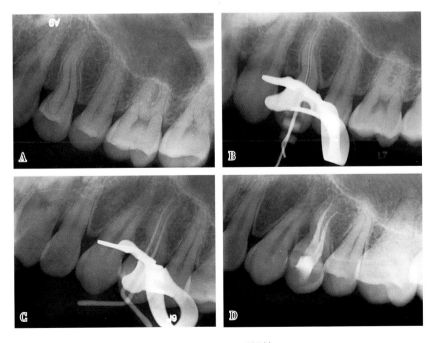

图 8-3　24 S 形根管

A. 术前 X 线片　B. 10# K 锉预弯疏通根管　C. 试尖片　D. 根充片

　　根管预备是整个过程中的关键步骤,通过根管预备可以达到清理和成形的目的。然而,根管弯曲会增加根管治疗的难度,容易出现根管偏移、器械分离、根管内台阶甚至根管侧穿等并发症。本病例中的 24 根管为 S 形弯曲,处理不当容易出现上述并发症。根管通畅是根管预备的前提条件,通常可采用 EDTA 配合小号 K 锉进行根管疏通,Pathfile 为细小的镍钛锉,可有助于细小弯曲根管的疏通和初步扩大。

三、下颌磨牙近中根 MM 的根管治疗

　　病例四(图 8-4):患者因 37 牙髓炎就诊,在治疗过程中探查到 MM 根管,机用 Protaper 镍钛预备结合超声冲洗对各根管进行完善预备,热牙胶连续波充填完成根管治疗。

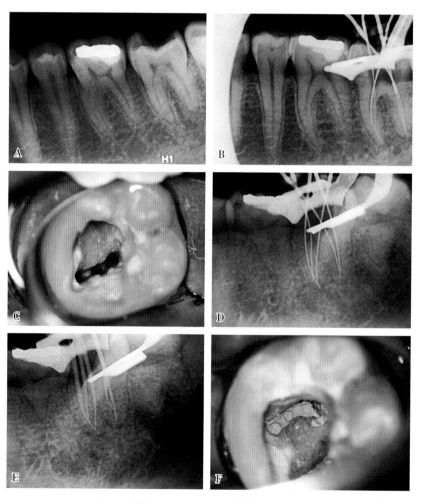

图 8-4　37 MM 根管的治疗

A.术前 X 线片　B.初尖锉片　C.根管预备后近中可见独立 MM 根管口　D.主尖锉片　E.试尖片　F.根管充填后远中根管口髓室照

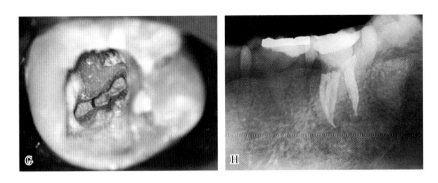

图 8-4（续）

G. 根管充填后近中根管口髓室照　H. 根管充填后 X 线片可见独立 MM 根管

现有统计数据显示下颌磨牙 MM 的发现率不高,中国汉族下颌磨牙以常规的 3~4 根管为主,C 形根管的发生率比欧美高。对于近中根的 MM 根管在临床上常被误认为是峡区而忽略治疗,因此要考虑到下颌磨牙根管的复杂性,尽可能减少根管遗漏,提高根管治疗成功率。

对于下颌第一磨牙,在根管治疗中要注意根管的变异情况,除了较为常见的 3~4 根管外,近中的 MM 以及远中根管的变异都要在显微镜下仔细地探查。有些患牙由于龋坏的时间长,常在髓腔内形成髓石,影响医师对髓室底以及根管口的位置作出判断,出现开髓中的侧穿或髓室清理不全,在治疗中要仔细地探查髓室底和侧壁,防止遗漏根管(图 8-5)。

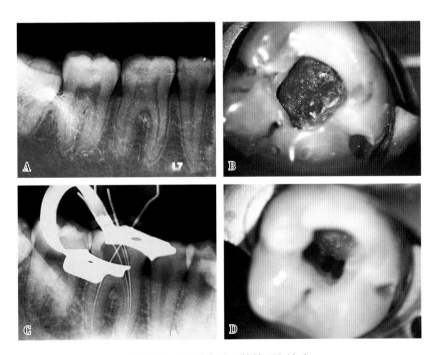

图 8-5　46 髓室髓石的处理和治疗

A. 术前 X 线片示 46 髓腔狭小　B. 显微镜下见髓石　C. 初尖锉片　D. 近中根管预备后

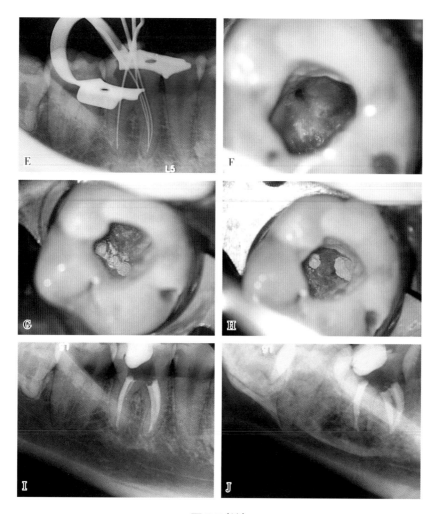

图 8-5(续)

E. 主尖锉片　F. 在根管冲洗中发现远中舌根　G. 根管充填后近中根管口髓室照
H. 根管充填后远中根管口髓室照　I. 根管充填后平行投照 X 线片　J. 偏角投照
X 线片

　　治疗要点:①在治疗中探查到的髓石,其颜色较牙本质暗,接近髓室底的颜色,有些较透明发亮,需仔细辨别,用超声去除;②若探查中发现小号锉的弯曲方向角度较大,但 X 线片并没有显示出较为明显的弯曲根管,说明髓腔内可能存留髓石,需在超声器械的帮助下完全去除髓石,减少对髓室侧壁的破坏;③不能因为远中颊根管口较为粗大,就认为远中为单根管,远舌根管多较细小、弯曲,需仔细探查;④可采用根管冲洗液浸泡的方法观察是否存在遗漏根管。

四、C 形根管治疗

　　相对于其他形态的根管,C 形根管的探查以及预备在根管治疗中是难度较大的,尤其是对于狭窄区域的预备和清理,如果预备过量将会形成侧穿,而不足则会残留感染组织,会引起根尖周炎的发生。C 形根管变化多样,多根管系统还存在各种交通支和侧支根管,所以在预备中要仔细和认真。本病例中使用 Protaper 机用镍钛系统进行主根管预备,采用超声荡洗锉荡洗根管并清理峡区,预备后根管口 C 形清晰。由于远中根管较为粗大,使用 F3 完成根管成形(图 8-6)。

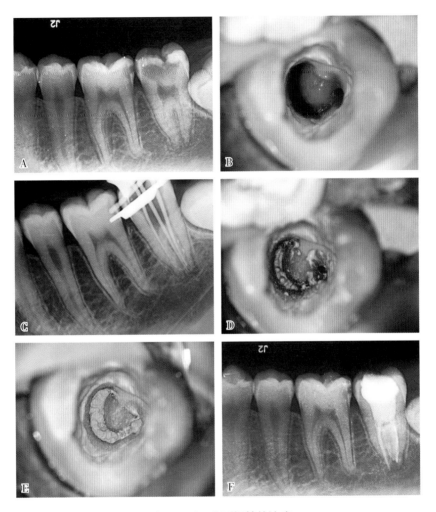

图 8-6　37 C 形根管的治疗

A. 术前 X 线片提示 37 为 C 形根管　B. 显微镜下观察 C 形根管口　C. 主牙胶尖试尖片　D. 根尖 3~4mm 连续波热牙胶充填后　E. 根管充填术后髓室照　F. 术后 X 线片

(闫 亮　杨 群)

参考文献

1. Batalha-Silva S, Andrada MAC, Maia HP, et al. Fatigue resistance and crack propensity of large MOD composite resin restorations: Direct versus CAD/CAM inlays. Dent Material, 2013, 29(3):324-331

2. Gu Y, Lu Q. Root canal morphology of permanent three-rooted mandibular first molars-part I: pulp floor and root canal system. Int Endod, 2010, 36(6):990-994

3. Gandolfi MG, Prati C. MTA and F-doped MTA cements used as sealers with warm gutta percha. Long-term study of sealing ability. Int Endod, 2010, 43(10):889-901

4. Hannig C, Westphal C, Becker K, et al. Fracture resistance of endodontically treated maxillary premolars restored with CAD/CAM ceramic inlays. J Prosthet Dent, 2005, 94(4):342-349

5. John Ide Ingle, Leif K. Bakland, J. Craig Baumgartner Endodontics. 6th ed. Hamilton: B. C. Decker Inc, 2008

6. Krasner, HJ Rankow. Anatomy of the pulp-chamber floor. Int Endod, 2004, 30(1):5-16

7. Lin PY, Huang SH. The effect of rubber dam usage on the survival rate of teeth receiving initial root canal treatment: a nationwide population-based study. Int Endod, 2014, 40(11):1733-1737

8. Madarati A, Hunter MJ, Dummer PMH, et al. Management of Intracanal Separated Instruments. J Endod. 2013, 39(5):569-581

9. Murad M, Murray CA. Impact of Retained Separated Endodontic Instruments During Root Canal Treatment on Clinical Outcomes Remains Uncertain. The Journal of Evidence-Based Dental Practice. 2011, 11(2):87-88

10. Madarati AA, Qualtrough AJE, Watts DC, et al. Effect of retained fractured instruments on tooth resistance to vertical fracture with or without attempt at removal. Int Endod, 2010, 43(11):1365-2591

11. Nair PNR. On the causes of persistent apical periodontitis: A review. Int Endod, 2006, 39(4):249-281

12. Peng L, Ye L, Tan H, et al. Outcome of root canal obturation by warm gutta-percha versus cold lateral condensation: a meta-analysis. J Endod, 2007, 33(2):106-109

13. Reich S, Gozdowski, Trentzsch S, et al. Marginal Fit of Heat-pressed vs. CAD/CAM Processed All-ceramic onlays Using a Milling Unit Prototype. Operative Dentistry, 2008, 33(6):644-650

14. Tzanetakis GN, Kakavetsos VD, Kontakiotis EG, et al. Impact of smear layer on sealing property of root canal obturation using 3 different techniques and sealers.Oral Surg Oral Med Oral Pathol, 2010, 109(2):145-153

15. Vertucci FJ. Root canal morphology and its relationship to endodontic procedures. Endodontic Topics, 2005, 10(1):3-29

16. 樊明文. 牙体牙髓病学. 北京: 人民卫生出版社, 2012

17. 孔媛媛, 江千舟. 热牙胶根管充填技术的研究进展. 临床口腔医学杂志. 2013, 29(7):443-445

18. 彭彬. 根管治疗图谱. 北京: 人民卫生出版社, 2008